ALEGRIA DE VIVER

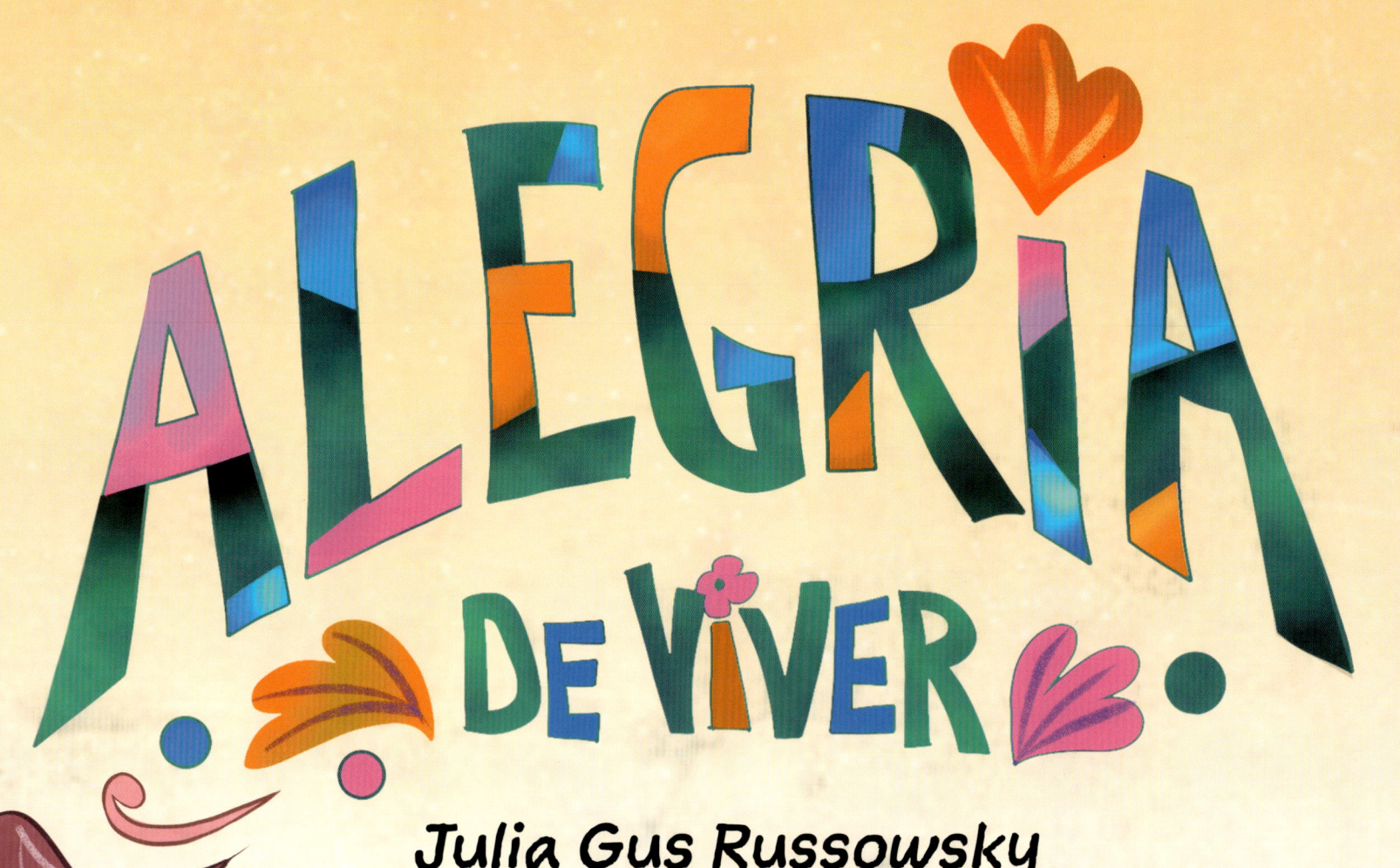

Julia Gus Russowsky

Ilustrações de
Héctor Gómez

Editora
AGE

© Julia Gus Russowsky, 2024

Capa e ilustrações: HÉCTOR GÓMEZ

Supervisão editorial: PAULO FLÁVIO LEDUR

Editoração eletrônica: LEDUR SERVIÇOS EDITORIAIS LTDA.

CIP-BRASIL. CATALOGAÇÃO NA PUBLICAÇÃO
SINDICATO NACIONAL DOS EDITORES DE LIVROS, RJ

R746a   Russowsky, Julia Gus
           Alegria de viver : uma mensagem positiva sobre diabetes infantil / Julia Gus Russowsky ; ilustrações Héctor Gómez. – 1. ed. – Porto Alegre [RS] : AGE, 2024.
           32 p. : il. ; 24x28 cm.

           ISBN 978-65-5863-289-4
           ISBN E-BOOK 978-65-5863-291-7

           1. Crônicas. 2. Literatura infantojuvenil brasileira. I. Gómez, Héctor. II. Título.

24-92608   CDD: 808.899282
                           CDU: 82-93(81)

Gabriela Faray Ferreira Lopes - Bibliotecária - CRB-7/6643

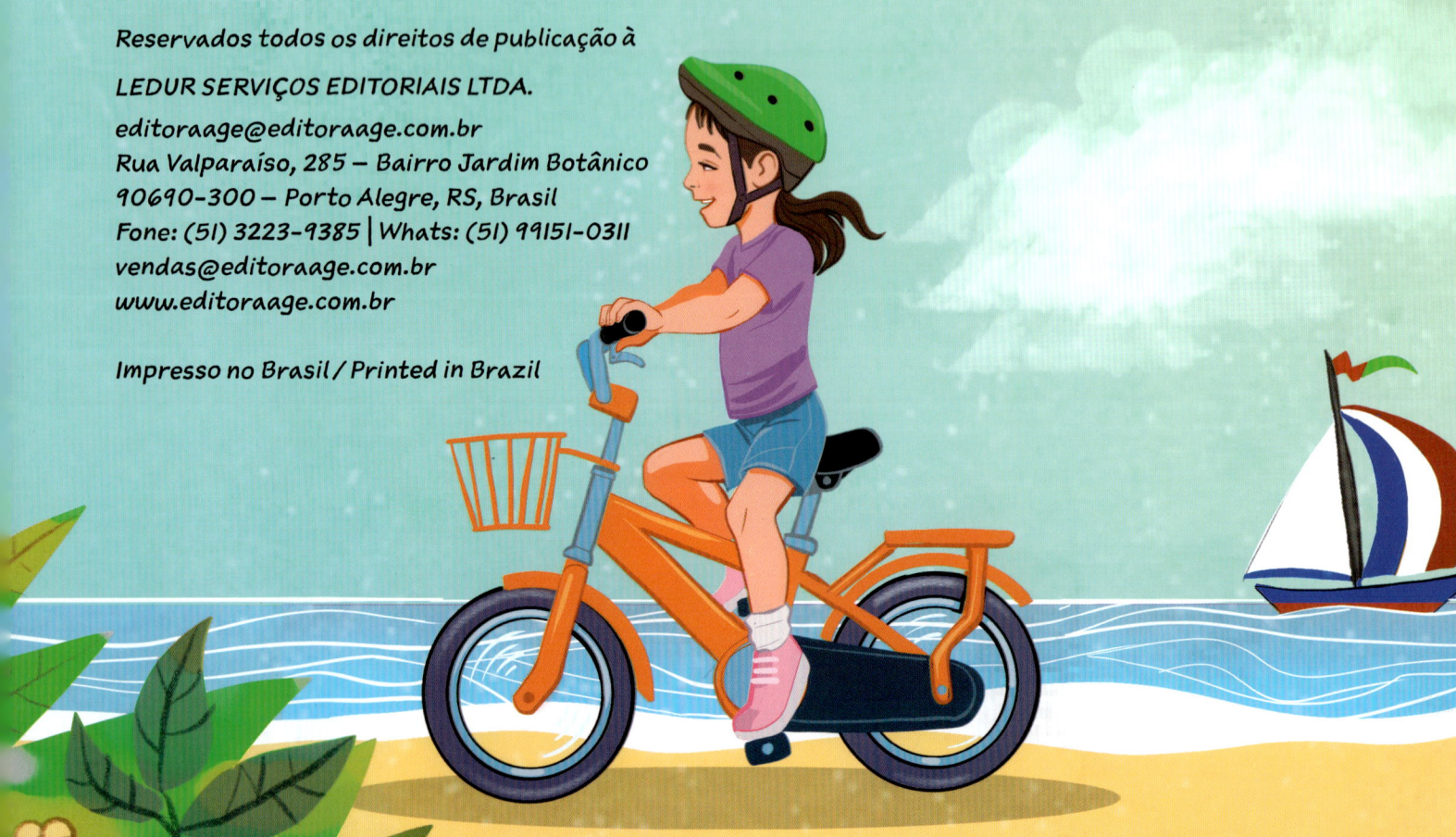

Reservados todos os direitos de publicação à
LEDUR SERVIÇOS EDITORIAIS LTDA.
editoraage@editoraage.com.br
Rua Valparaíso, 285 – Bairro Jardim Botânico
90690-300 – Porto Alegre, RS, Brasil
Fone: (51) 3223-9385 | Whats: (51) 99151-0311
vendas@editoraage.com.br
www.editoraage.com.br

Impresso no Brasil / Printed in Brazil

Para todas as crianças que convivem com diabetes.

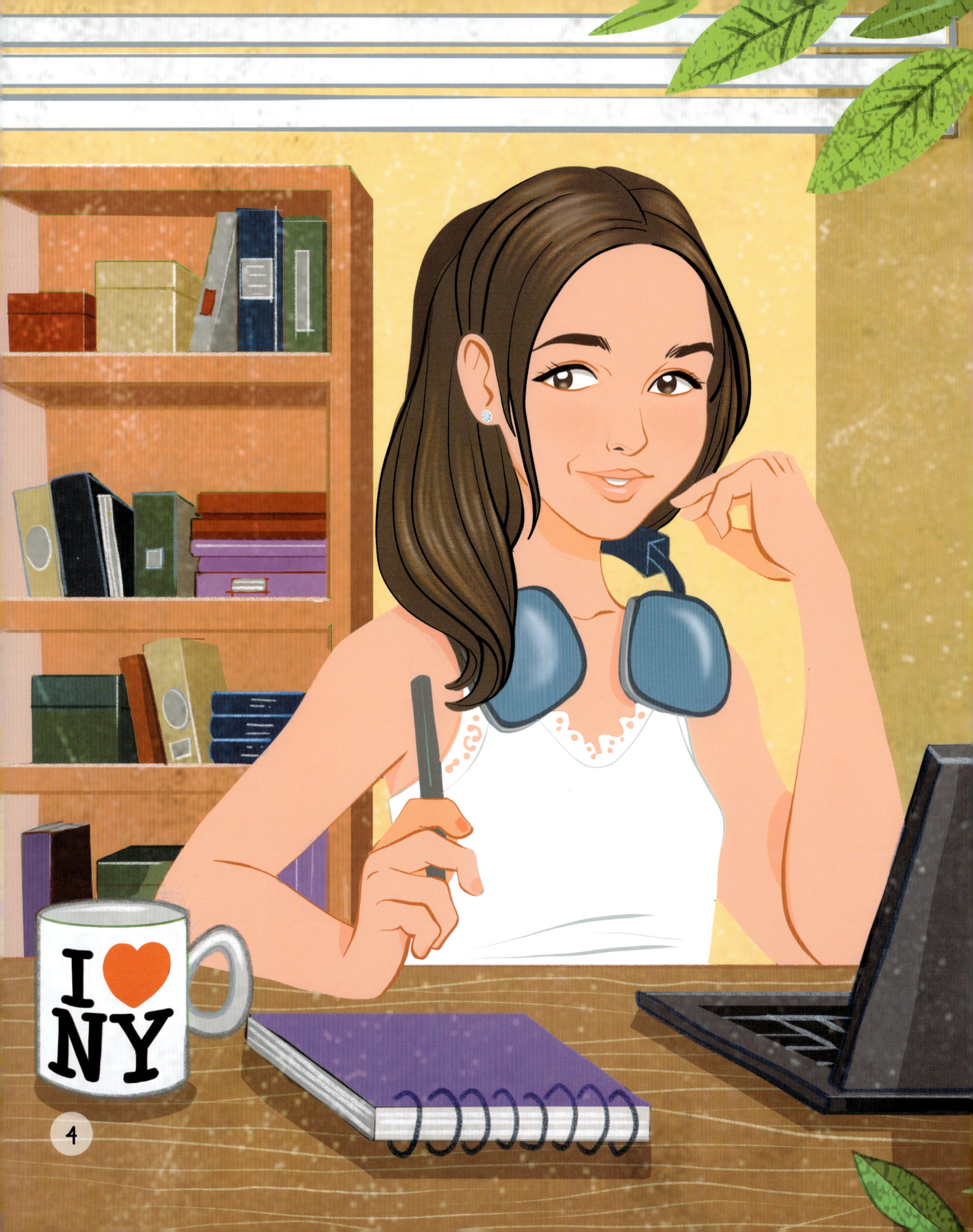

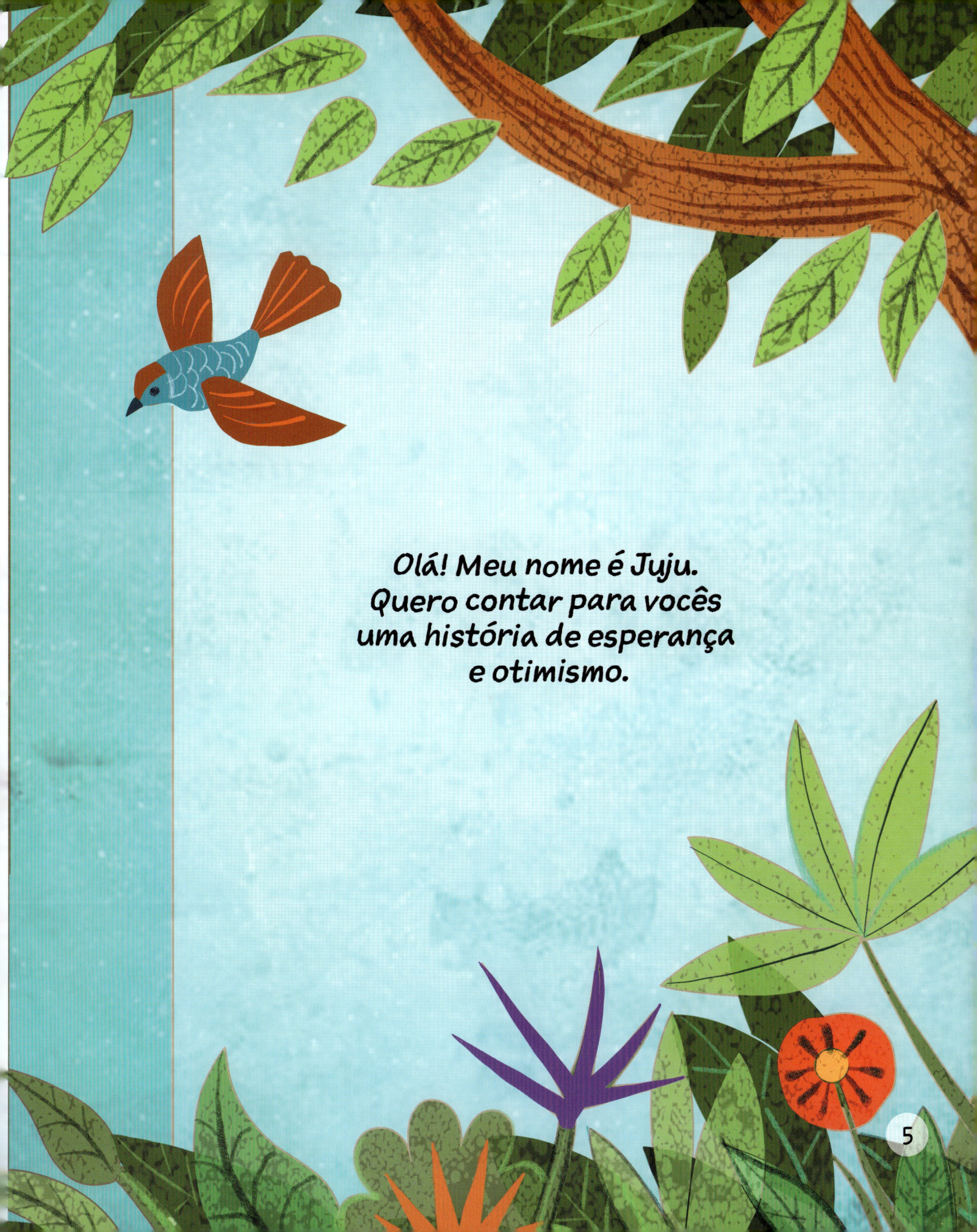

Olá! Meu nome é Juju.
Quero contar para vocês
uma história de esperança
e otimismo.

Meus pais descobriram que eu tinha diabetes quando eu era bem pequenininha,

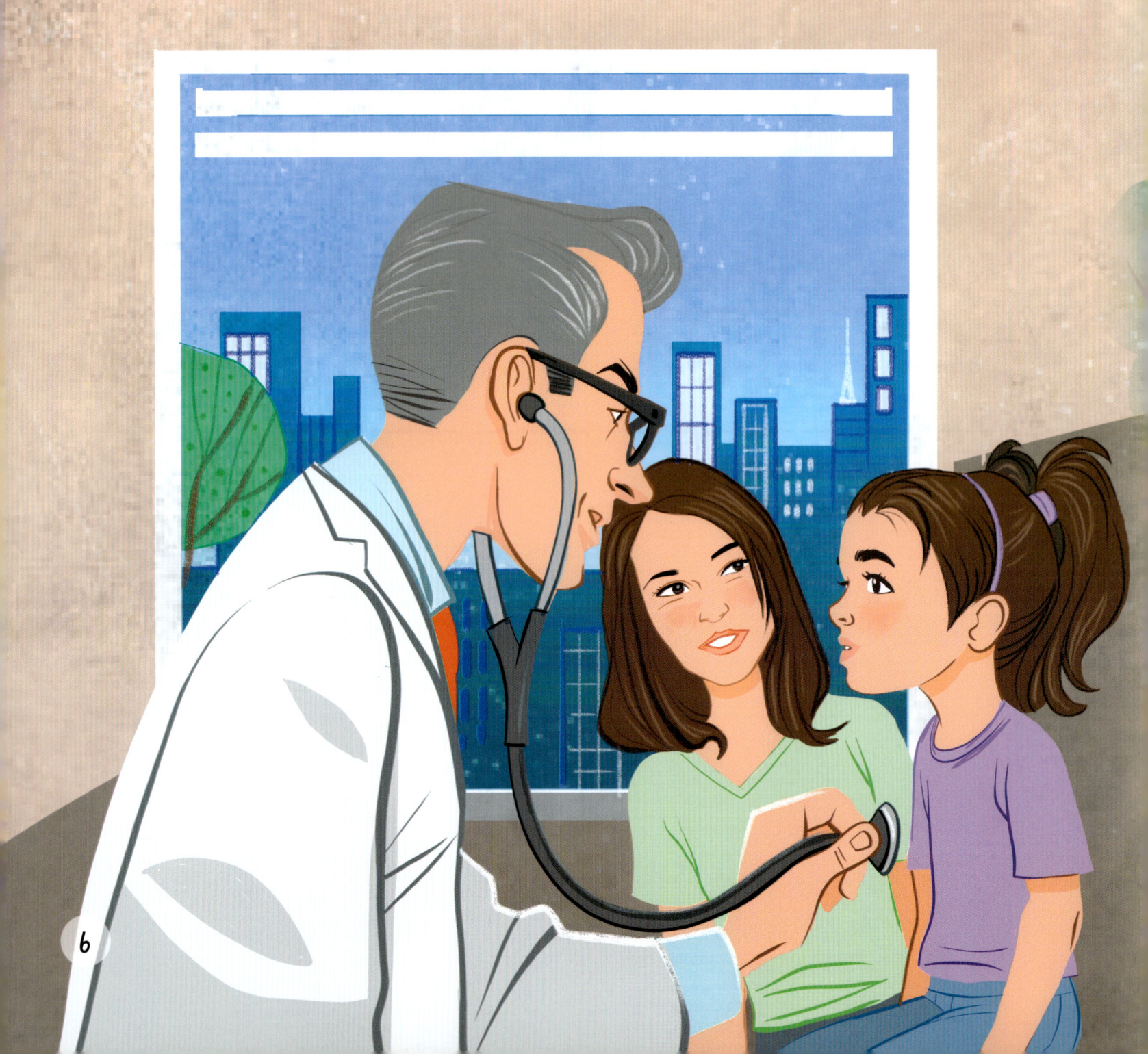

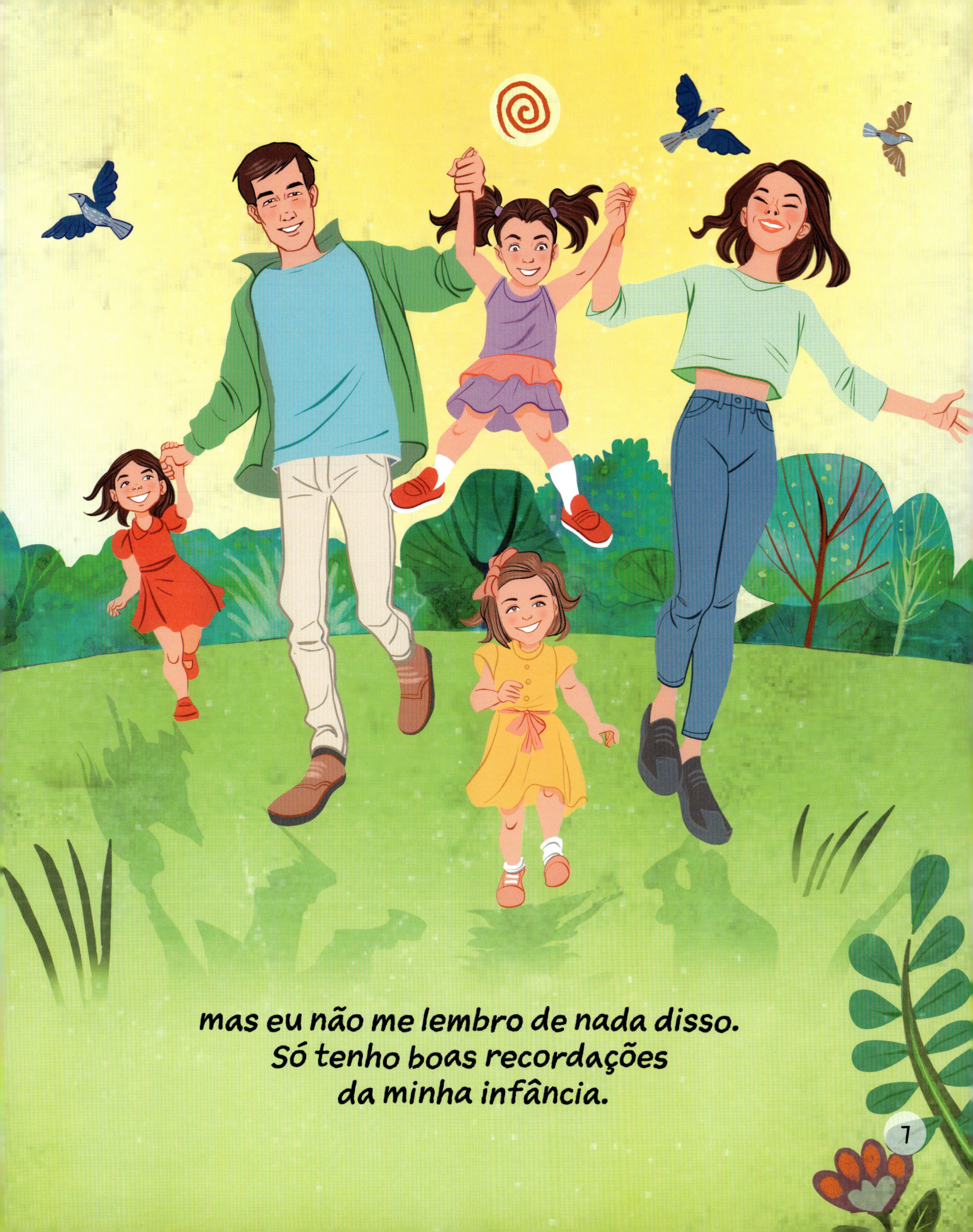

mas eu não me lembro de nada disso.
Só tenho boas recordações
da minha infância.

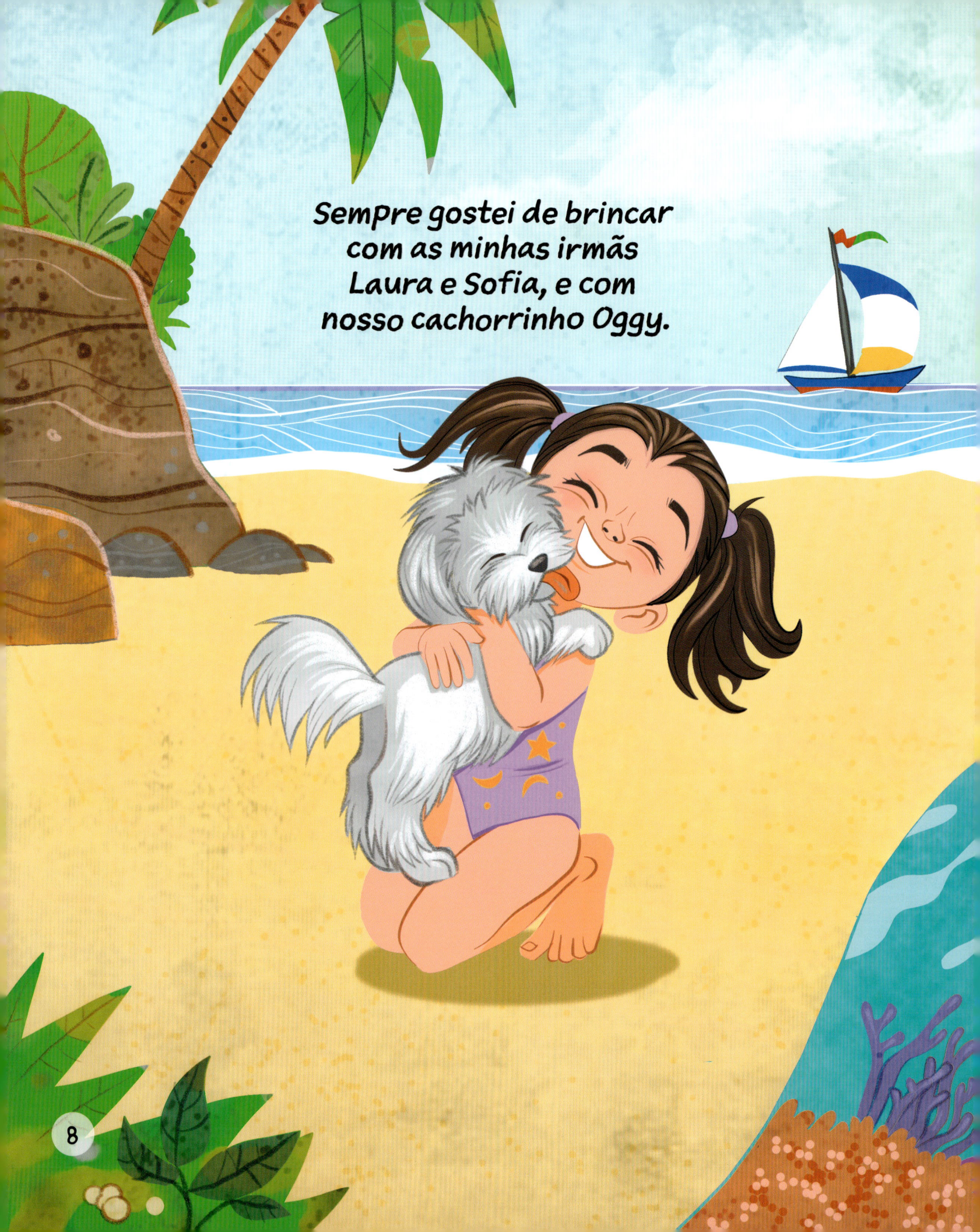

Sempre gostei de brincar com as minhas irmãs Laura e Sofia, e com nosso cachorrinho Oggy.

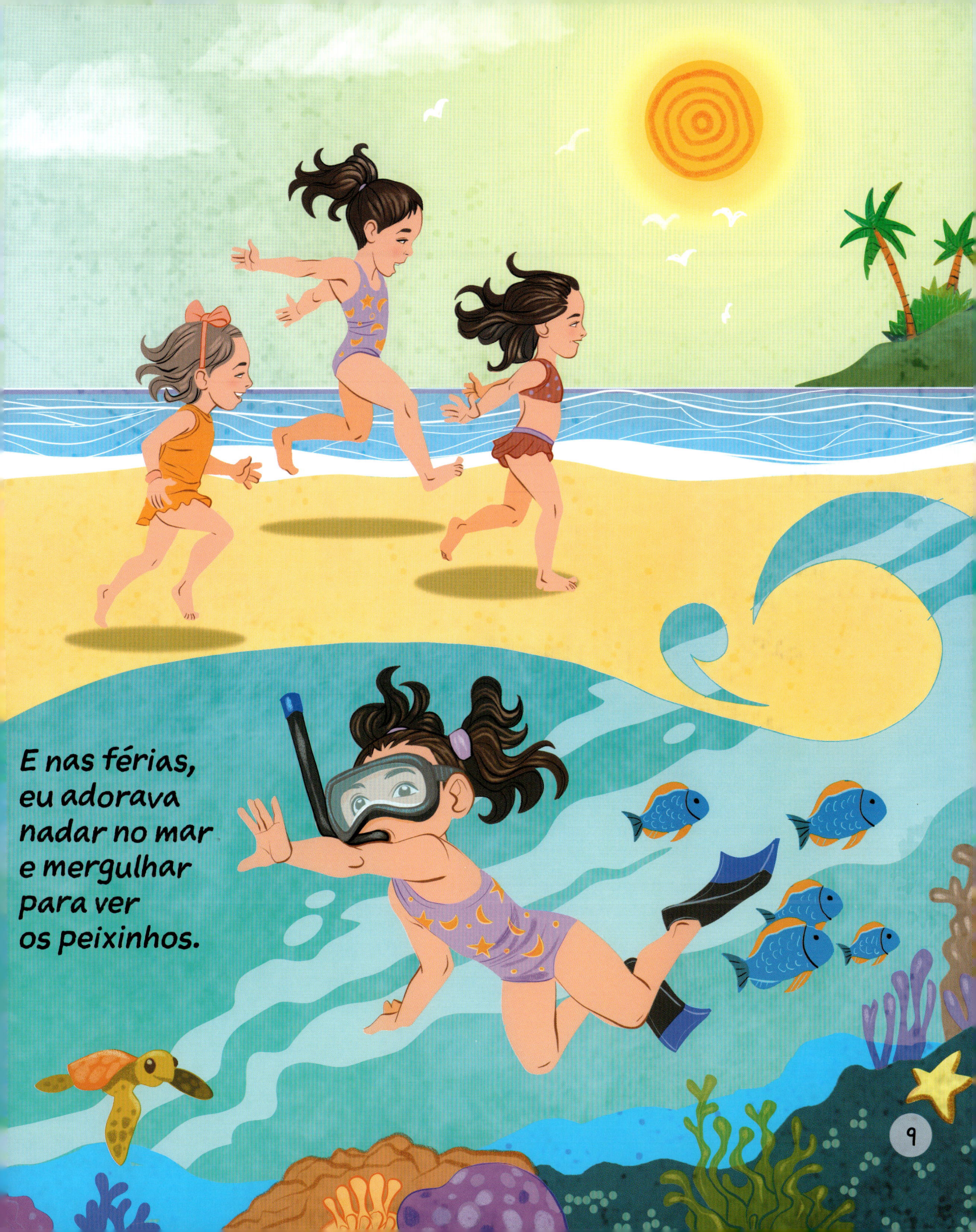

E nas férias,
eu adorava
nadar no mar
e mergulhar
para ver
os peixinhos.

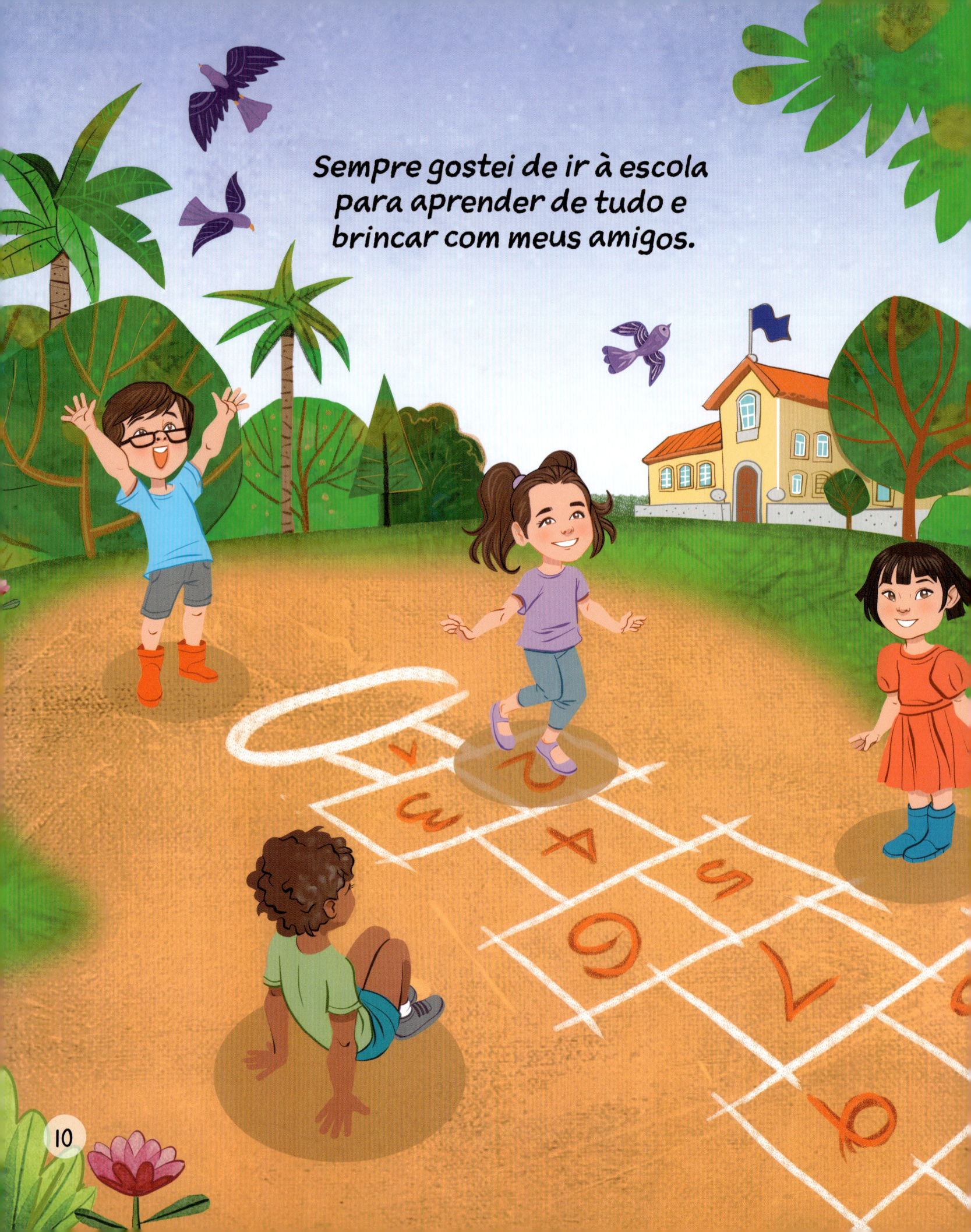

Sempre gostei de ir à escola para aprender de tudo e brincar com meus amigos.

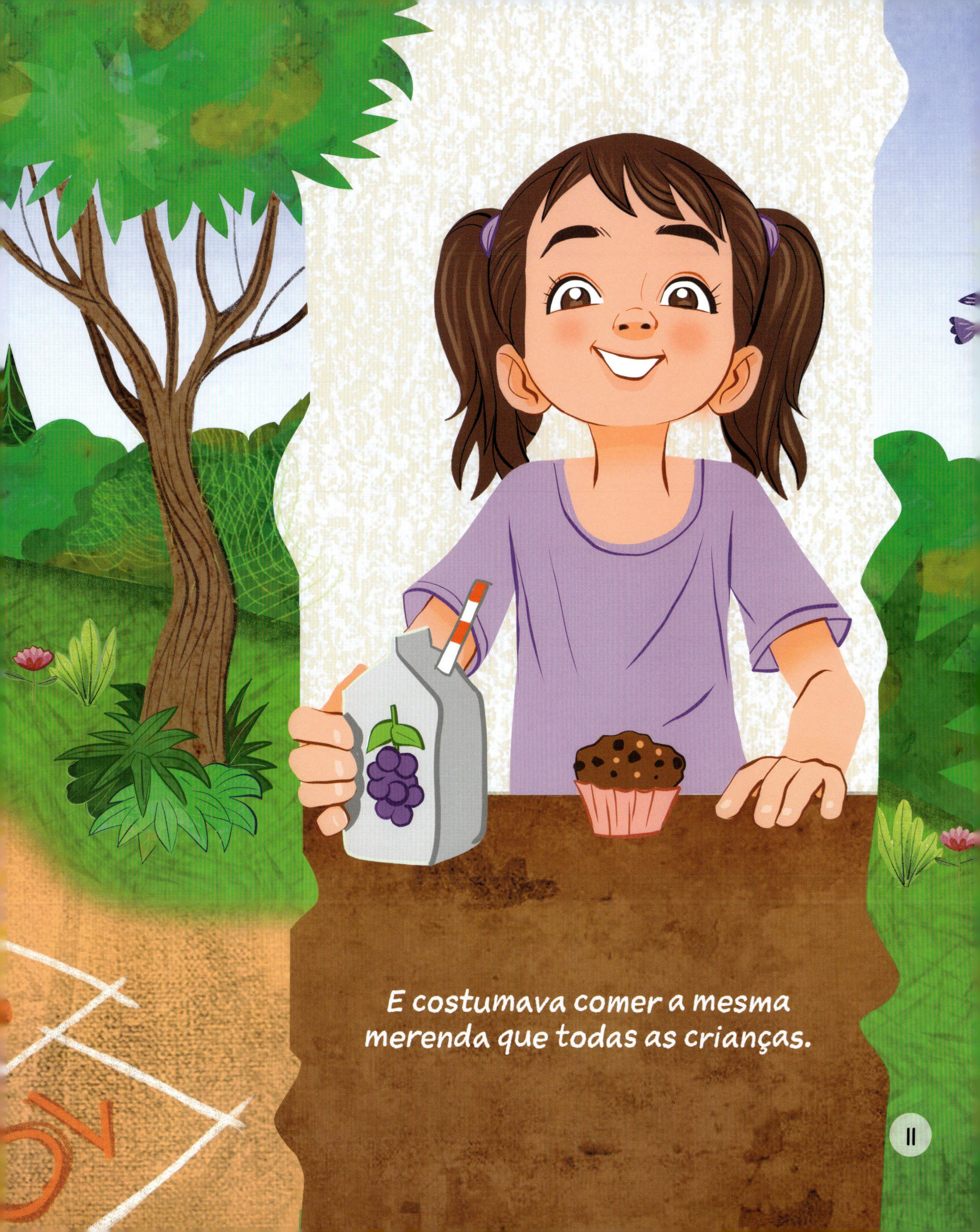

E costumava comer a mesma merenda que todas as crianças.

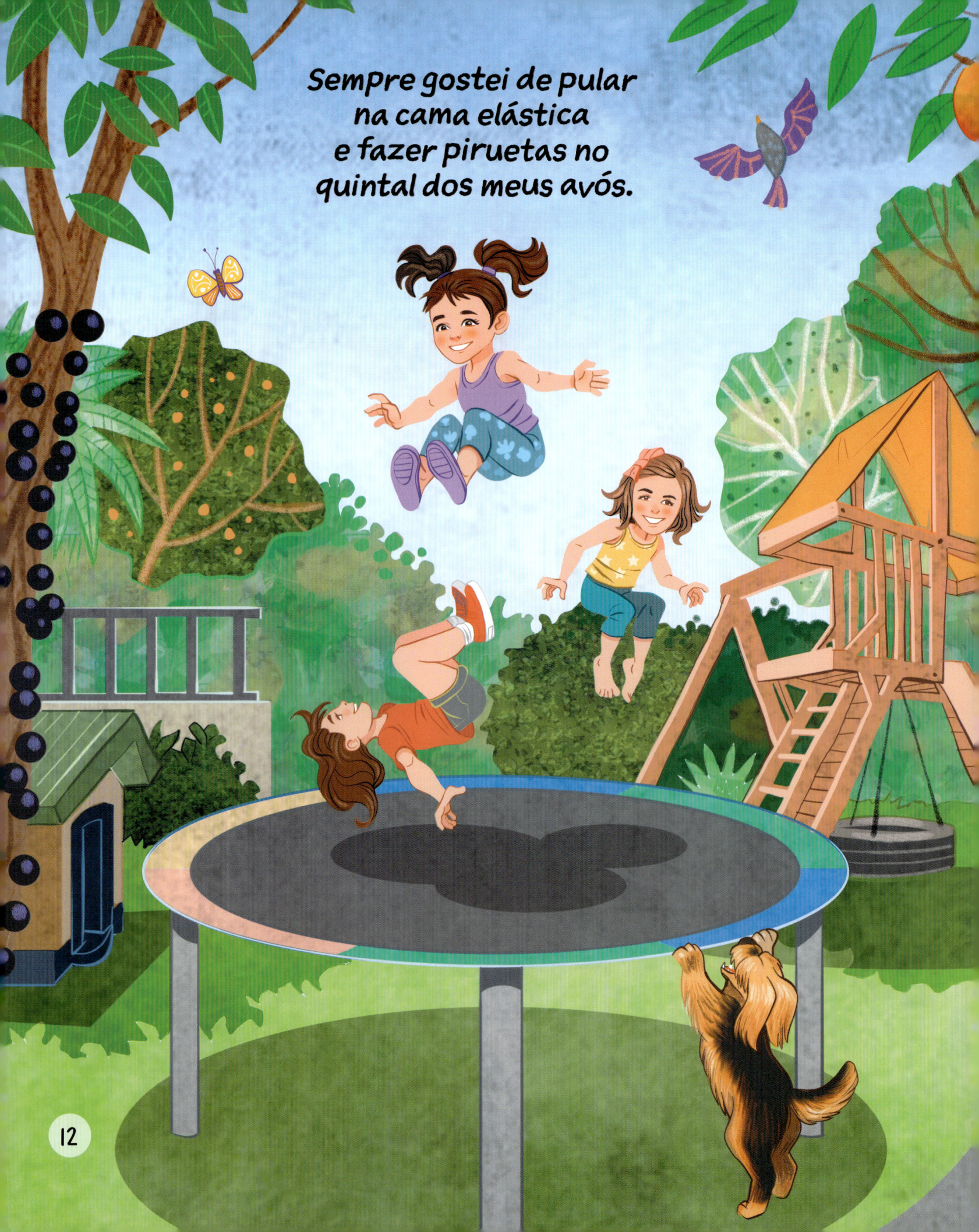

Sempre gostei de pular
na cama elástica
e fazer piruetas no
quintal dos meus avós.

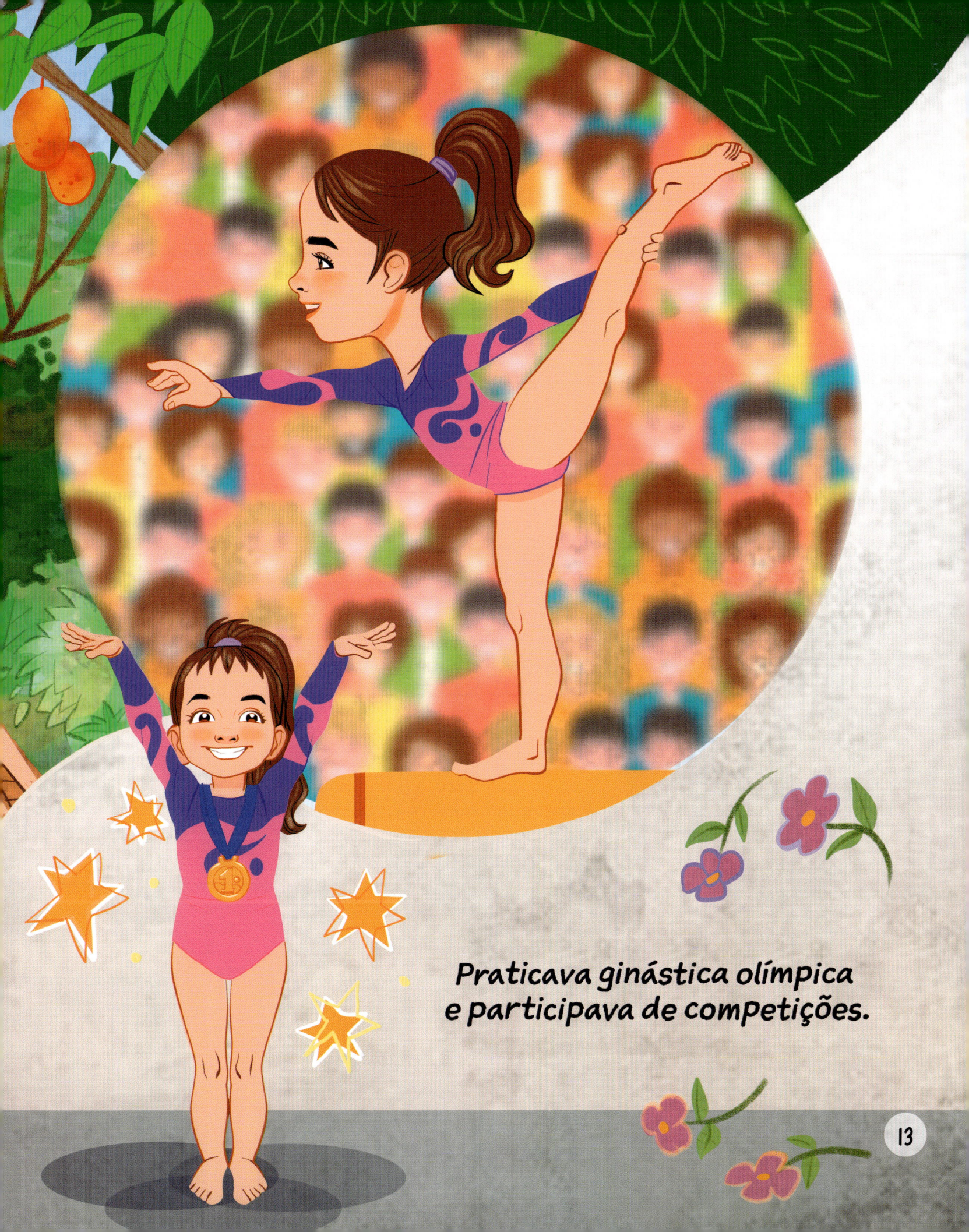

Praticava ginástica olímpica e participava de competições.

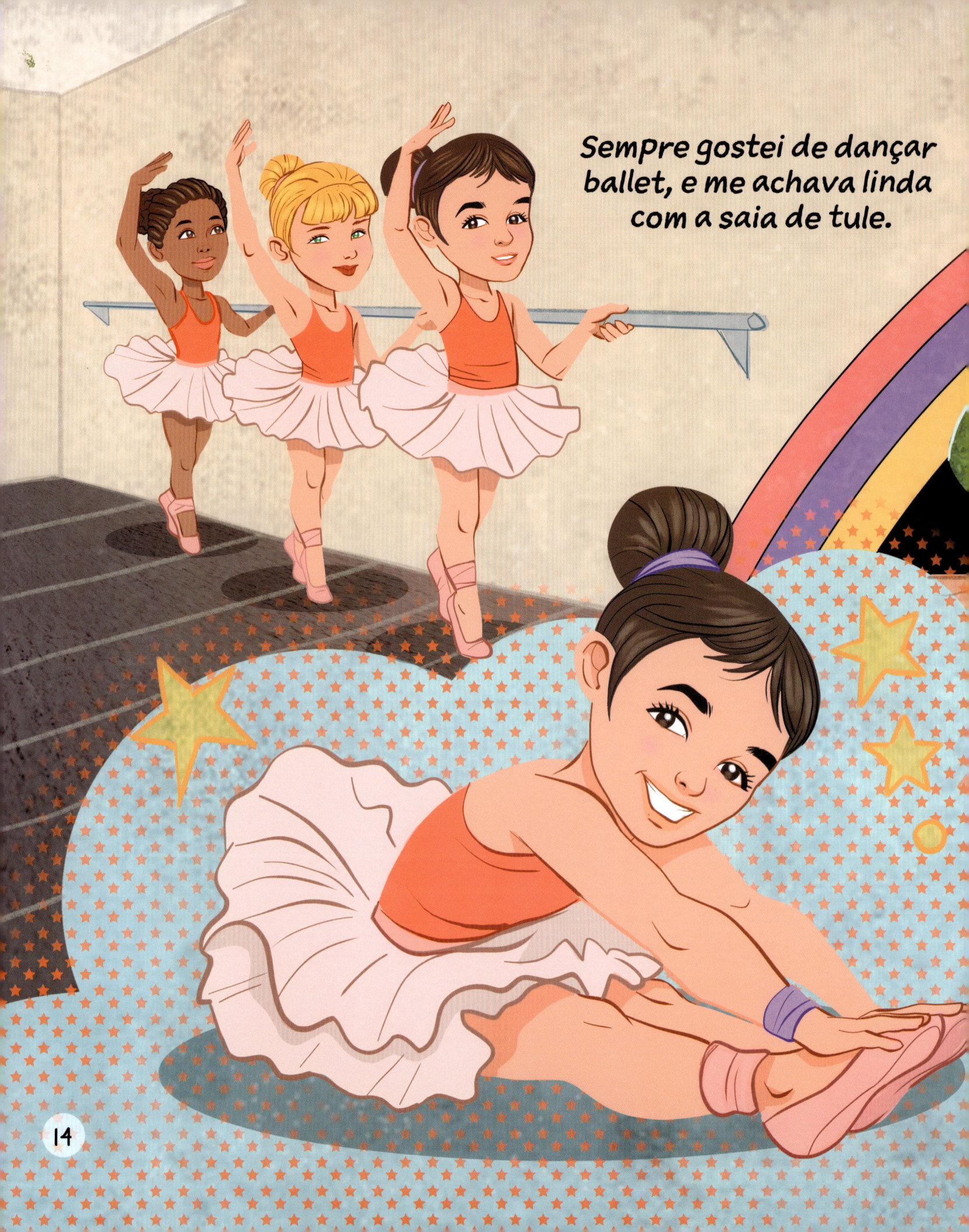

Sempre gostei de dançar ballet, e me achava linda com a saia de tule.

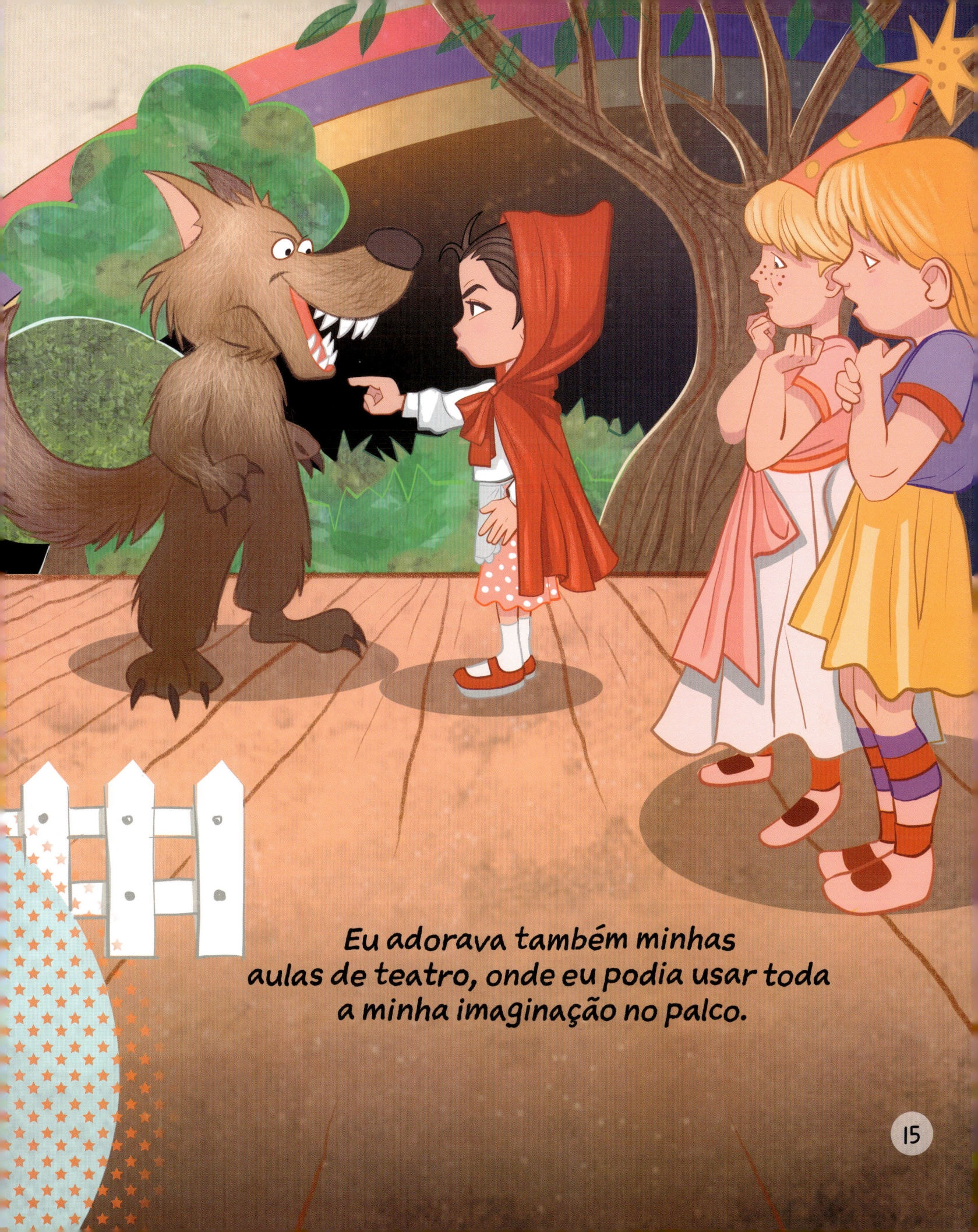

Eu adorava também minhas aulas de teatro, onde eu podia usar toda a minha imaginação no palco.

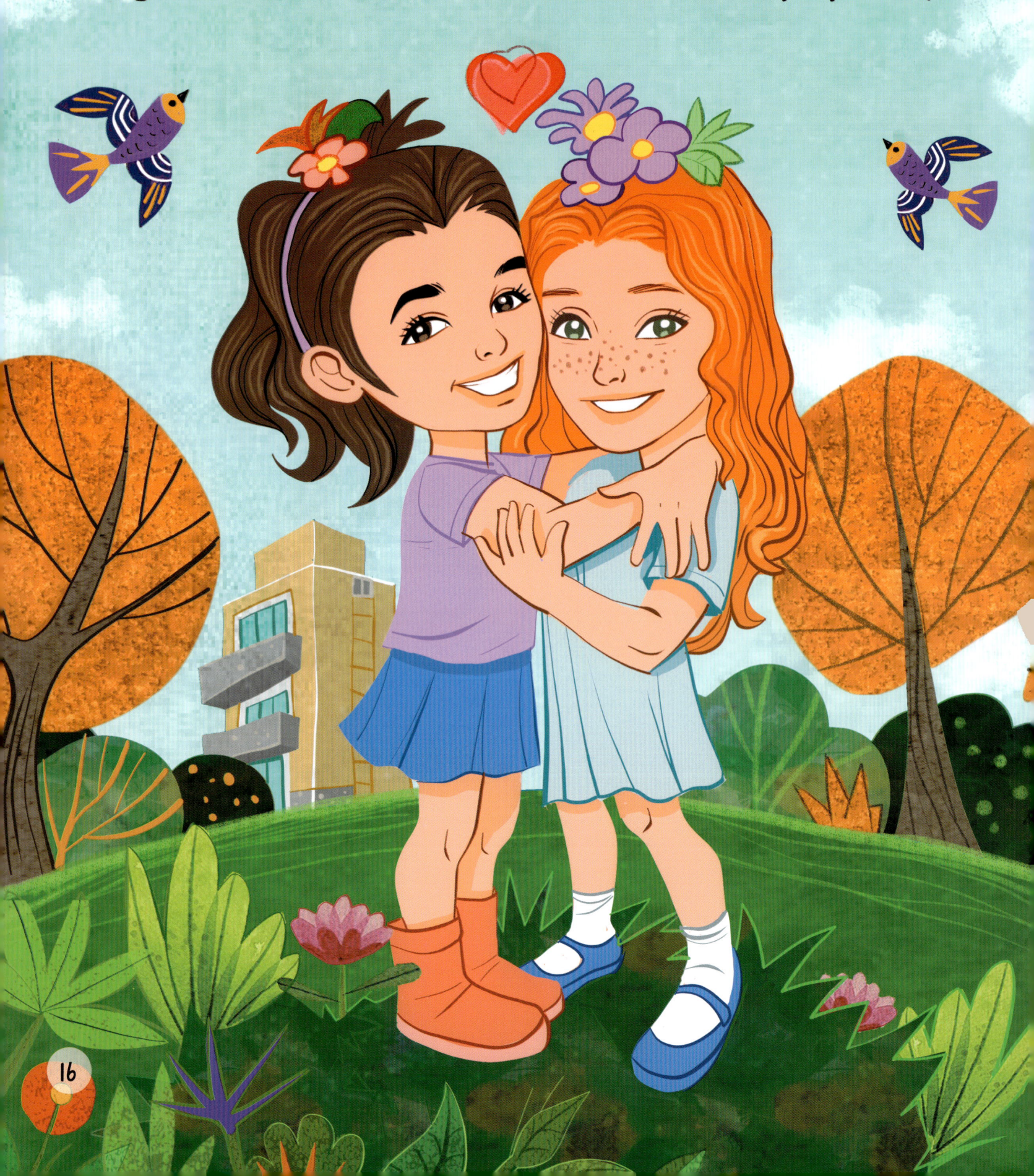

Sempre gostei de fazer novos amigos.
Alguns deles também tinham diabetes desde pequenos,

como o Fernando, que era um gênio da matemática,

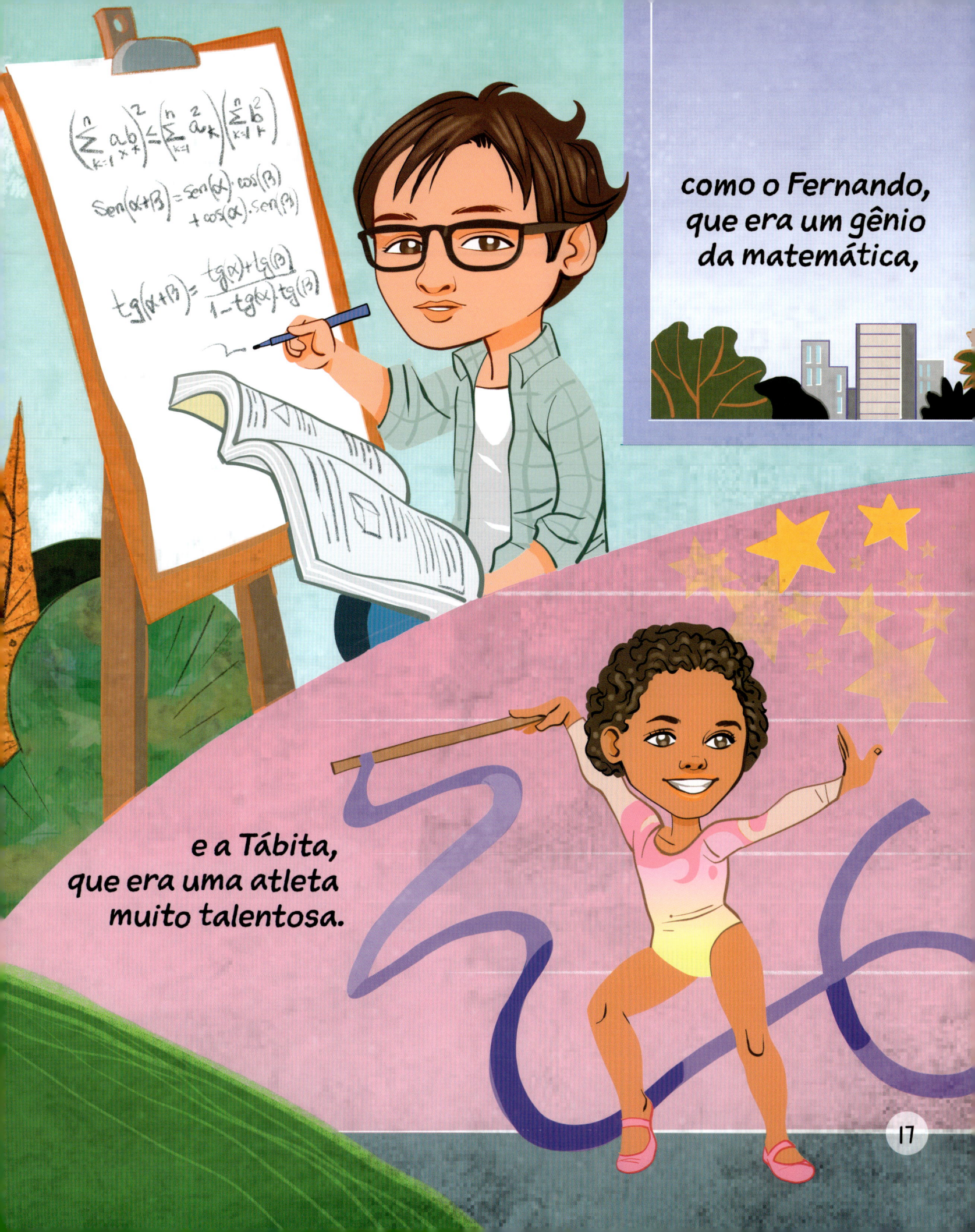

e a Tábita, que era uma atleta muito talentosa.

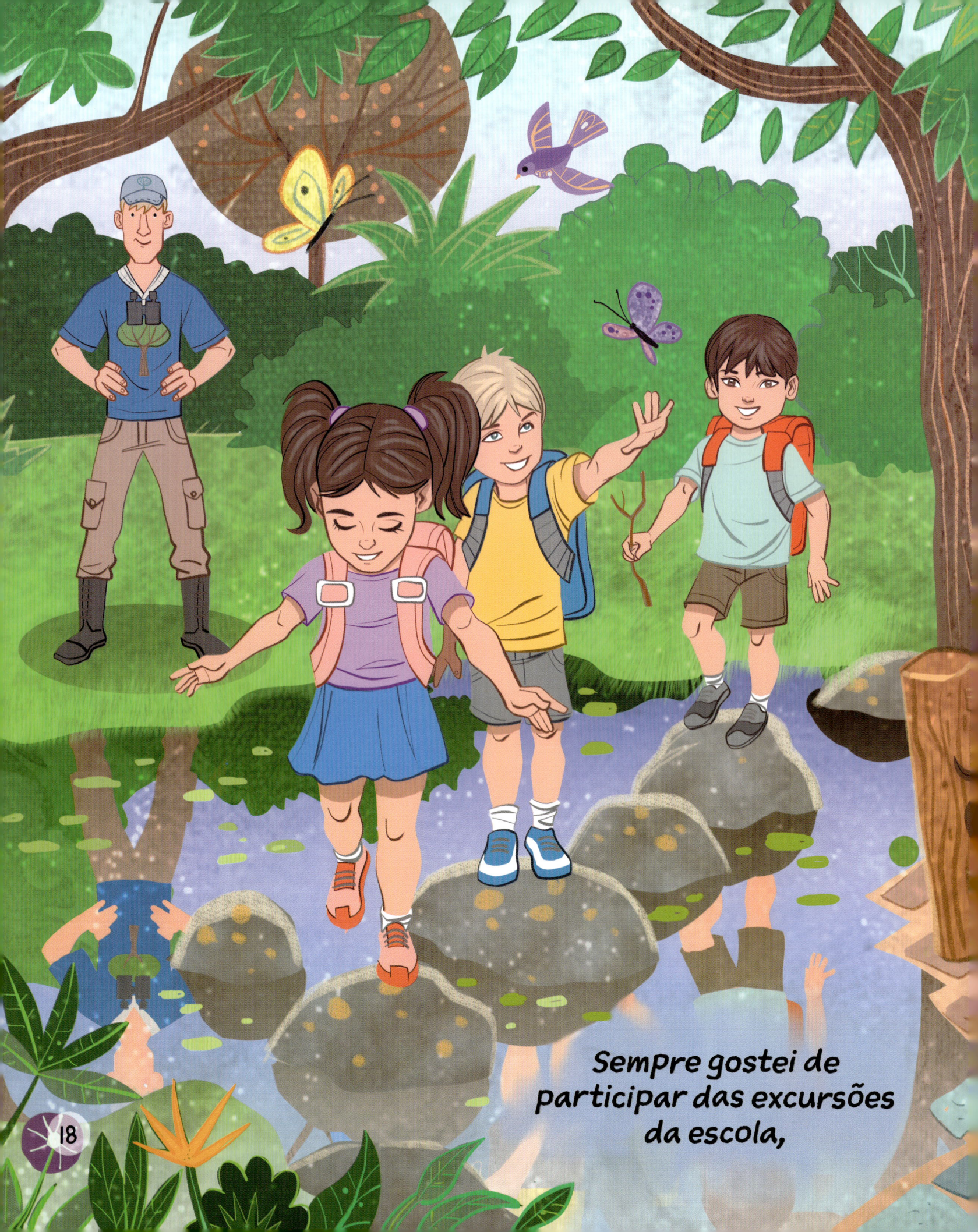

Sempre gostei de participar das excursões da escola,

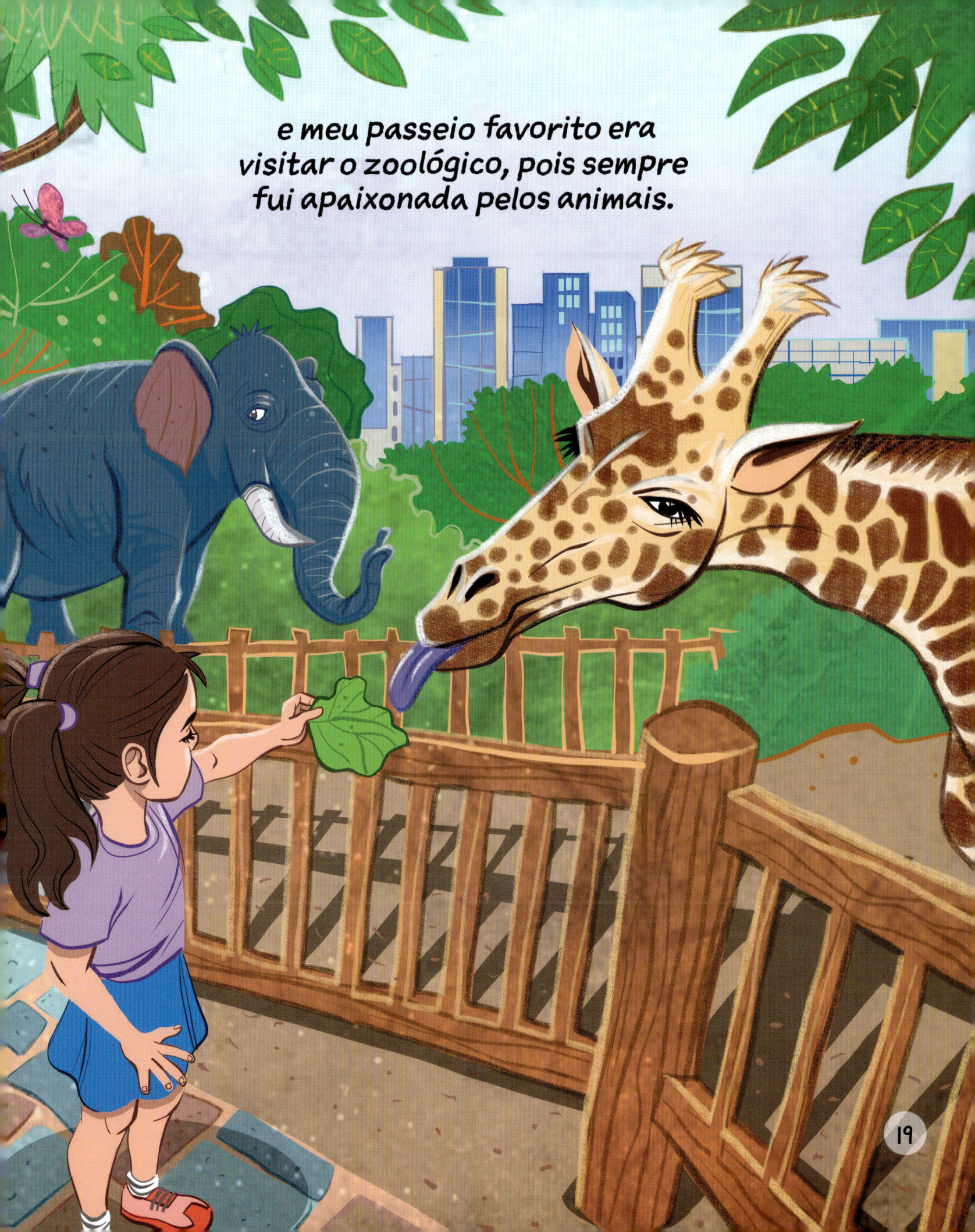

e meu passeio favorito era visitar o zoológico, pois sempre fui apaixonada pelos animais.

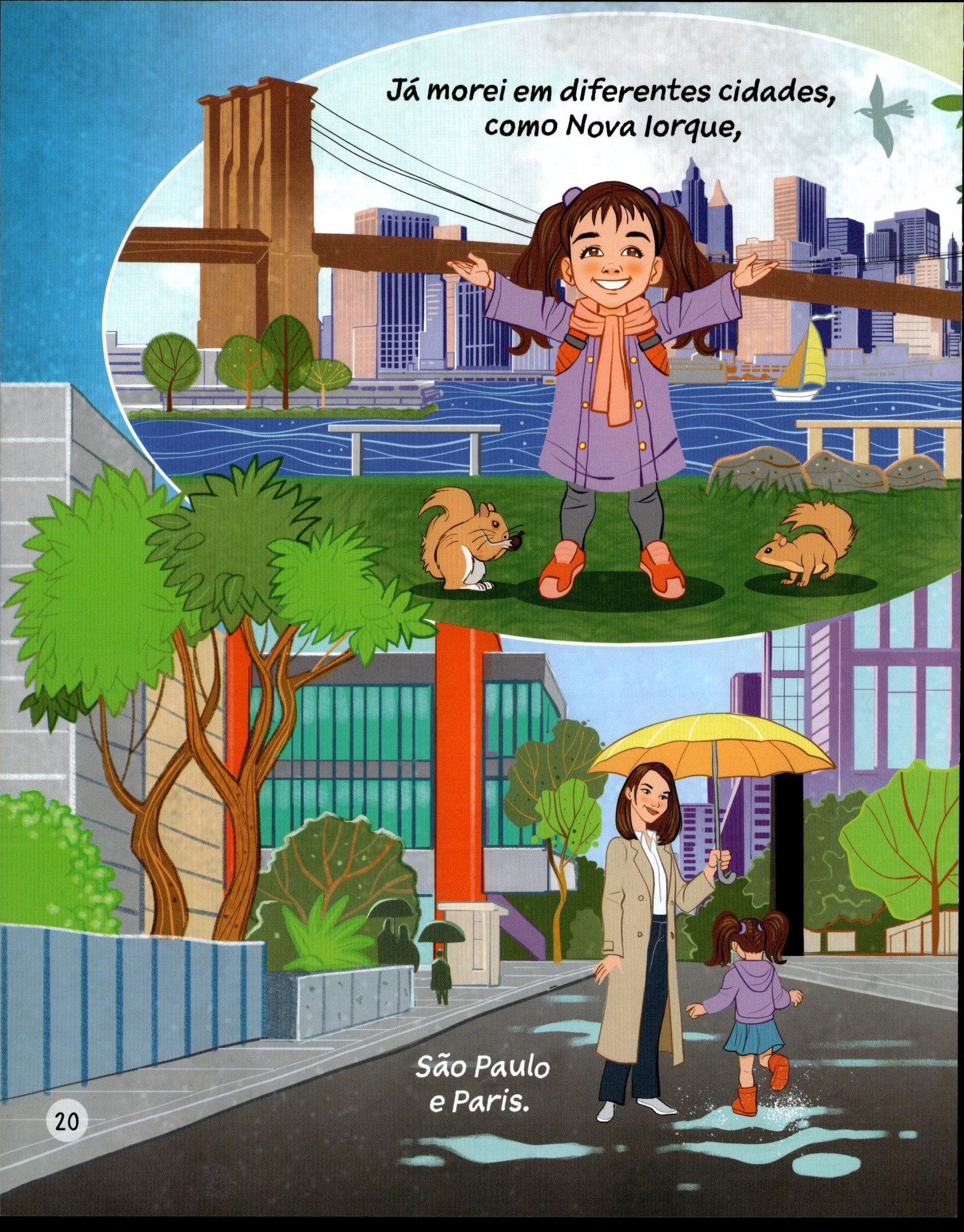

Já morei em diferentes cidades, como Nova Iorque, São Paulo e Paris.

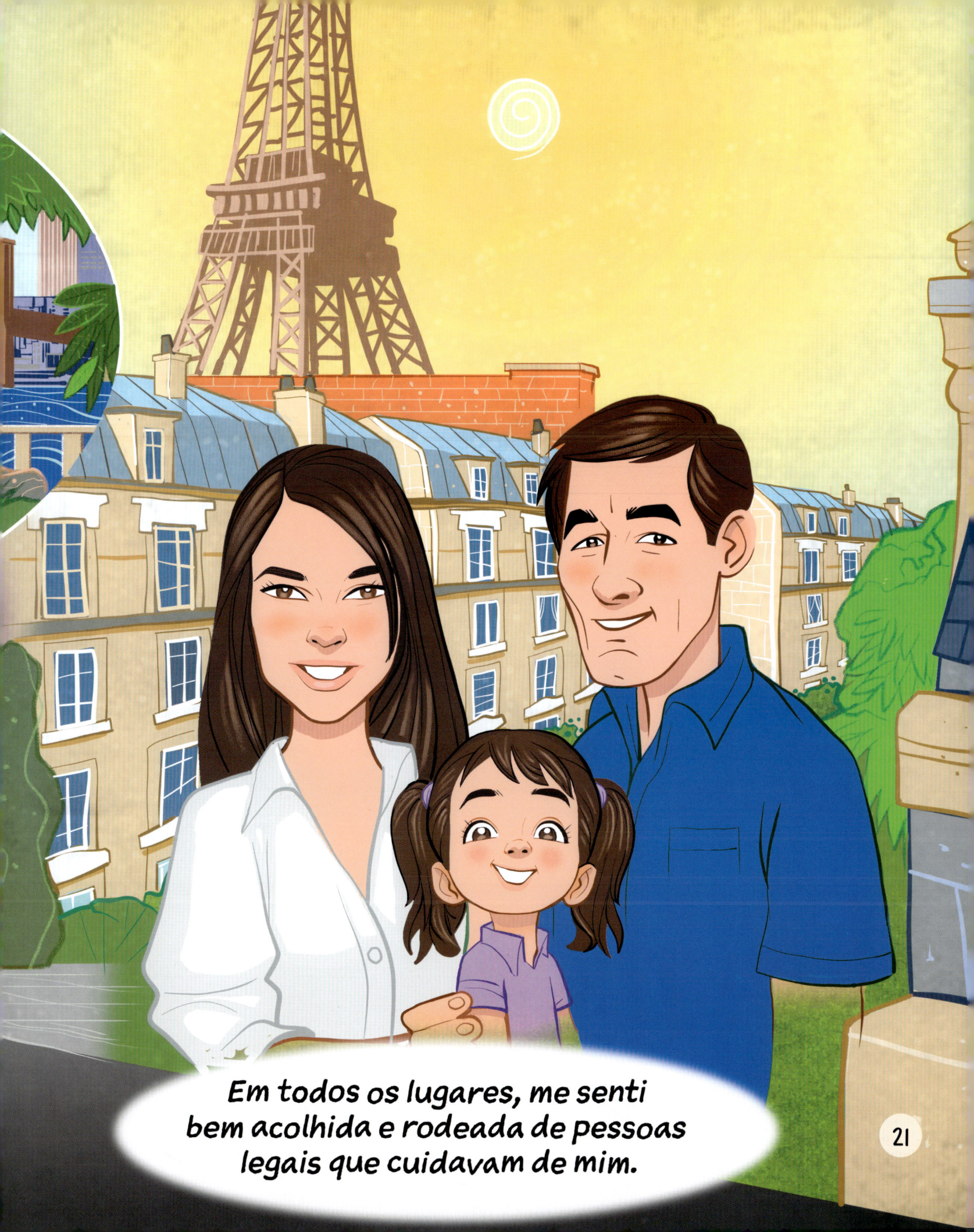

Em todos os lugares, me senti bem acolhida e rodeada de pessoas legais que cuidavam de mim.

21

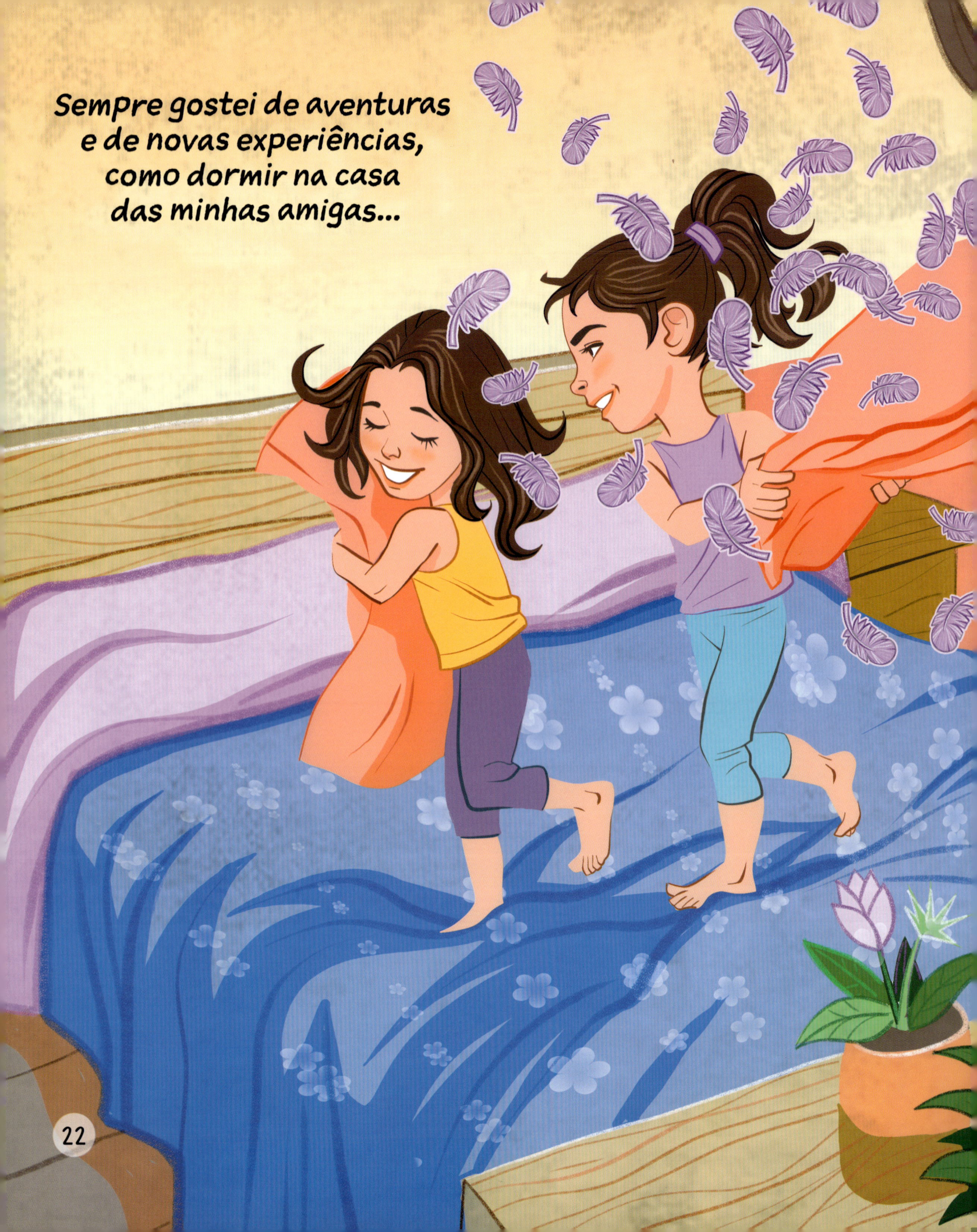

Sempre gostei de aventuras e de novas experiências, como dormir na casa das minhas amigas...

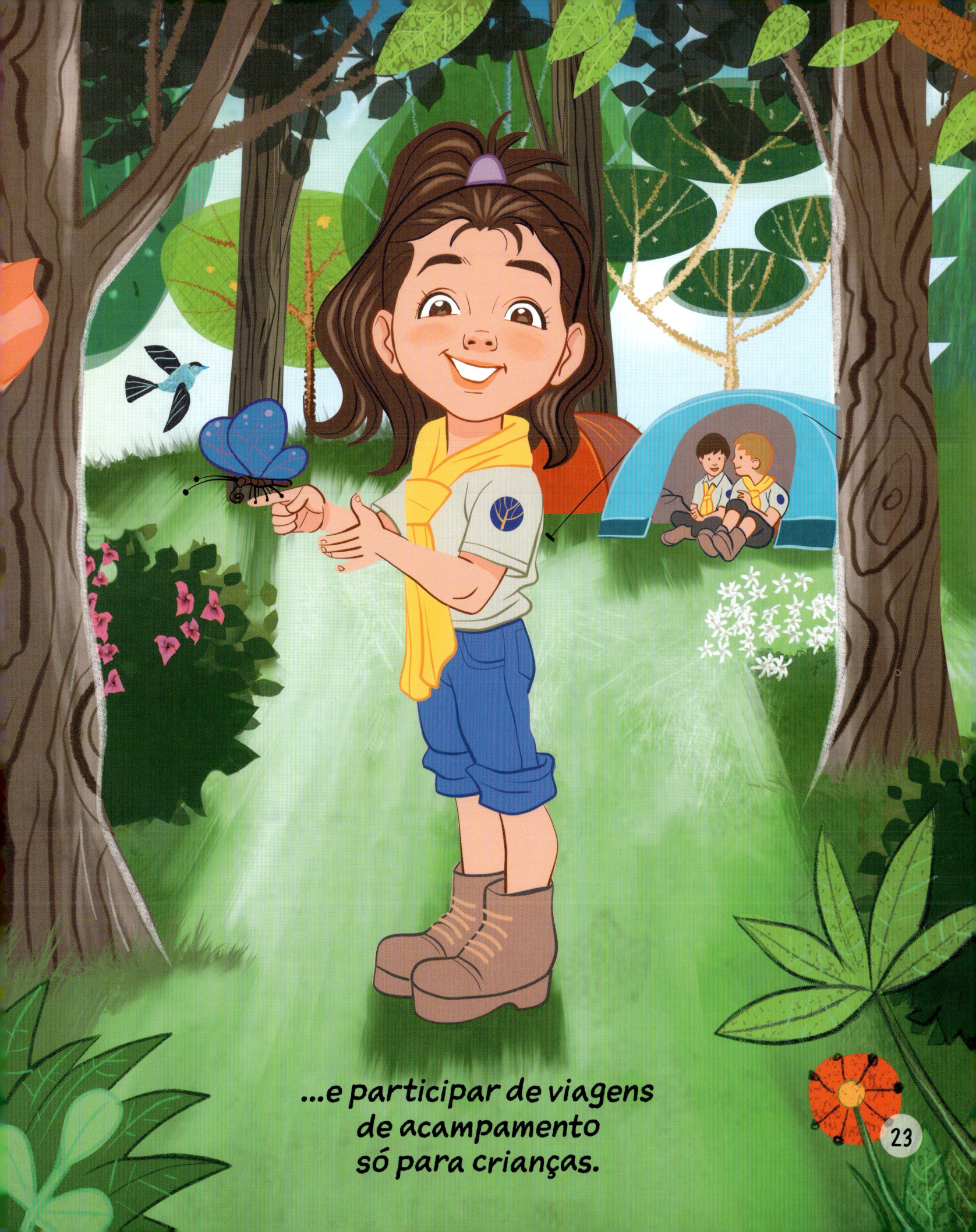

...e participar de viagens de acampamento só para crianças.

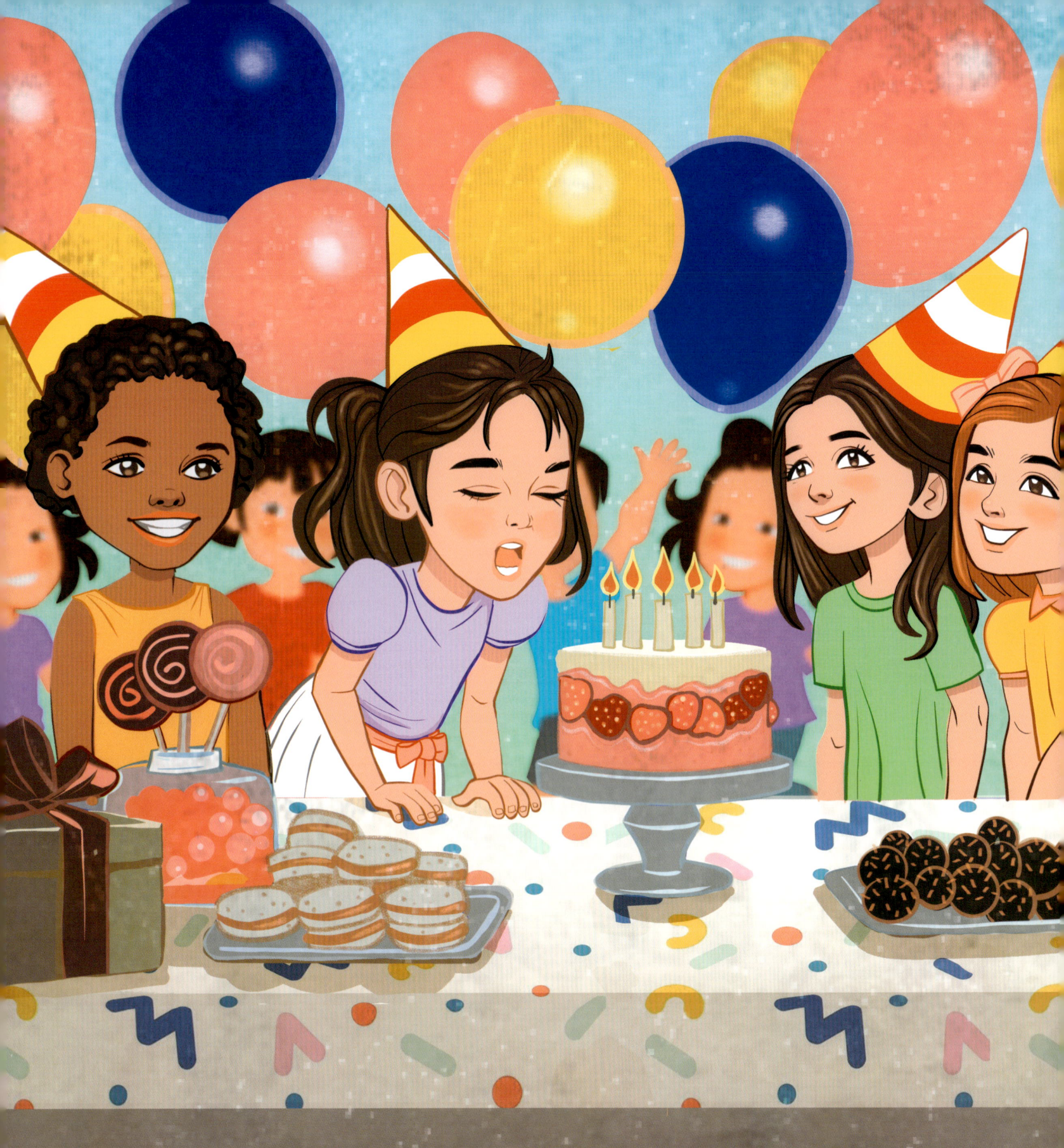

Sempre gostei de festas de aniversário...

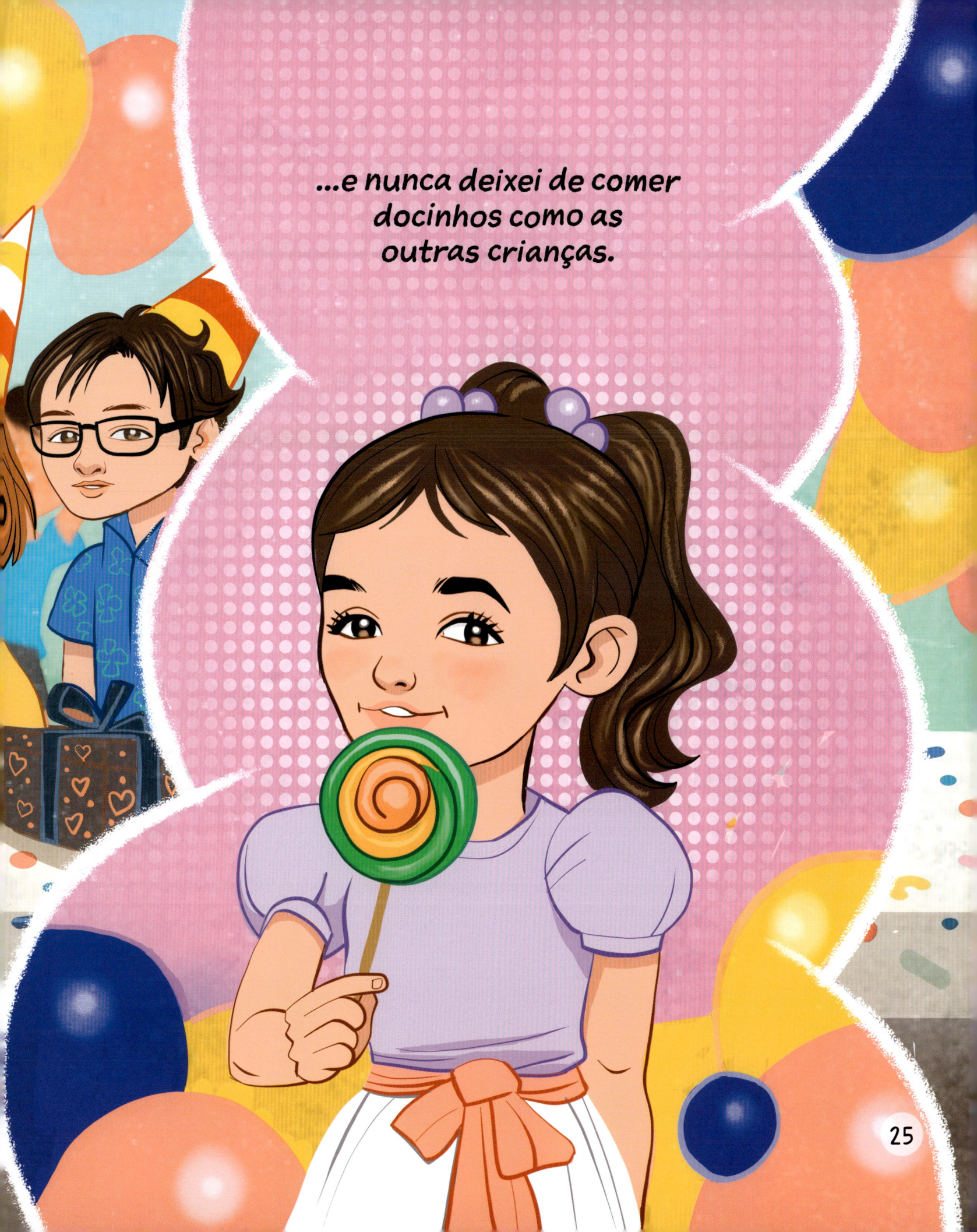

...e nunca deixei de comer docinhos como as outras crianças.

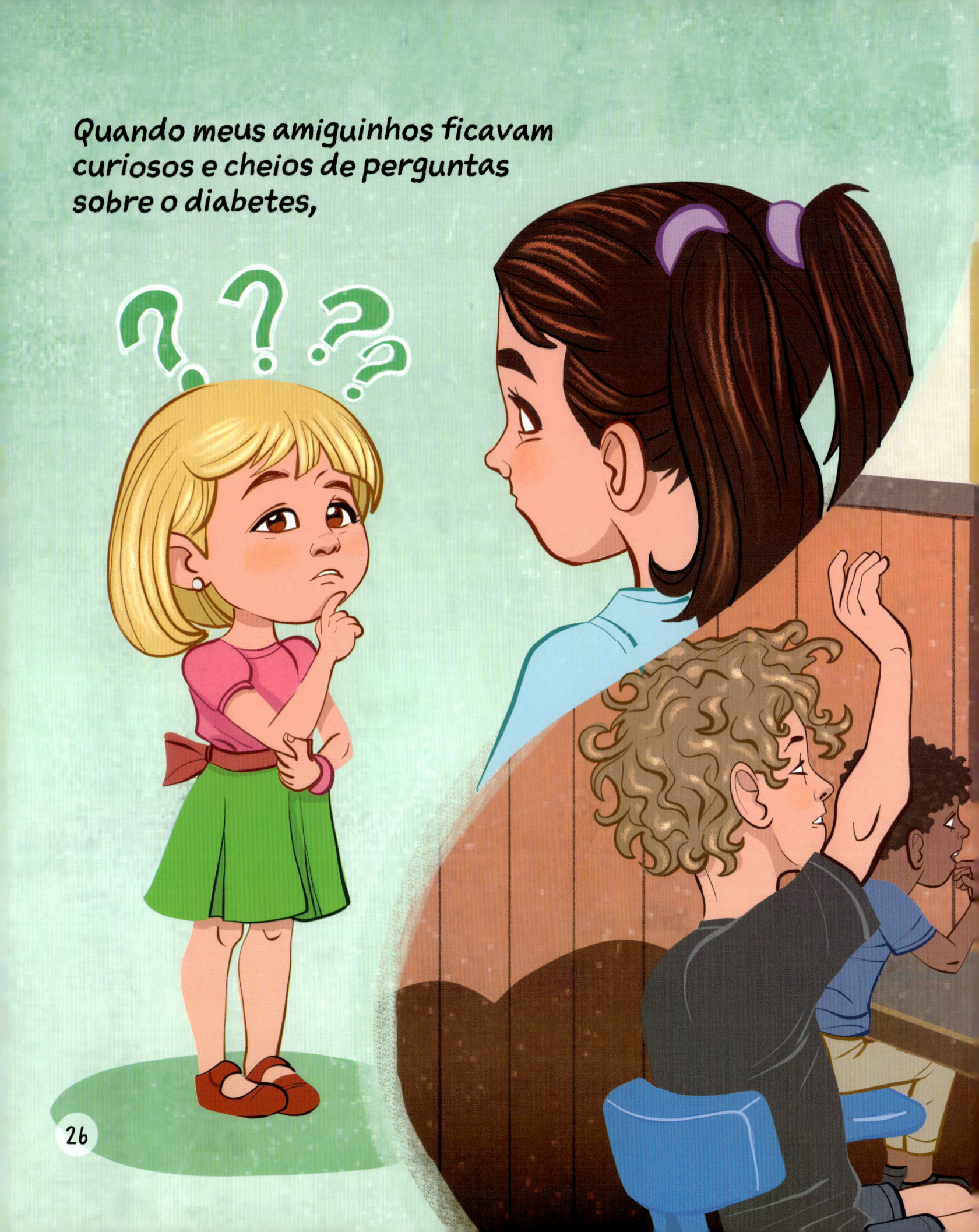

Quando meus amiguinhos ficavam curiosos e cheios de perguntas sobre o diabetes, meus pais vinham na escola responder todas as dúvidas de maneira simples e fácil de entender.

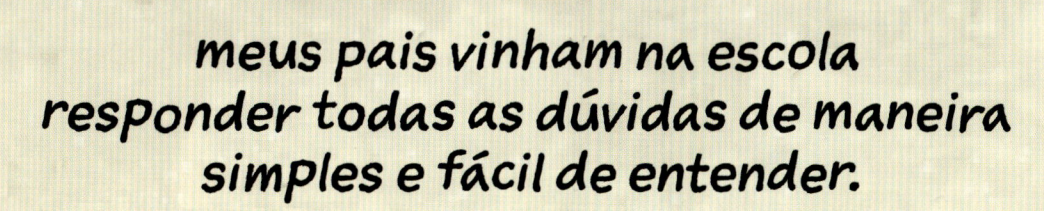

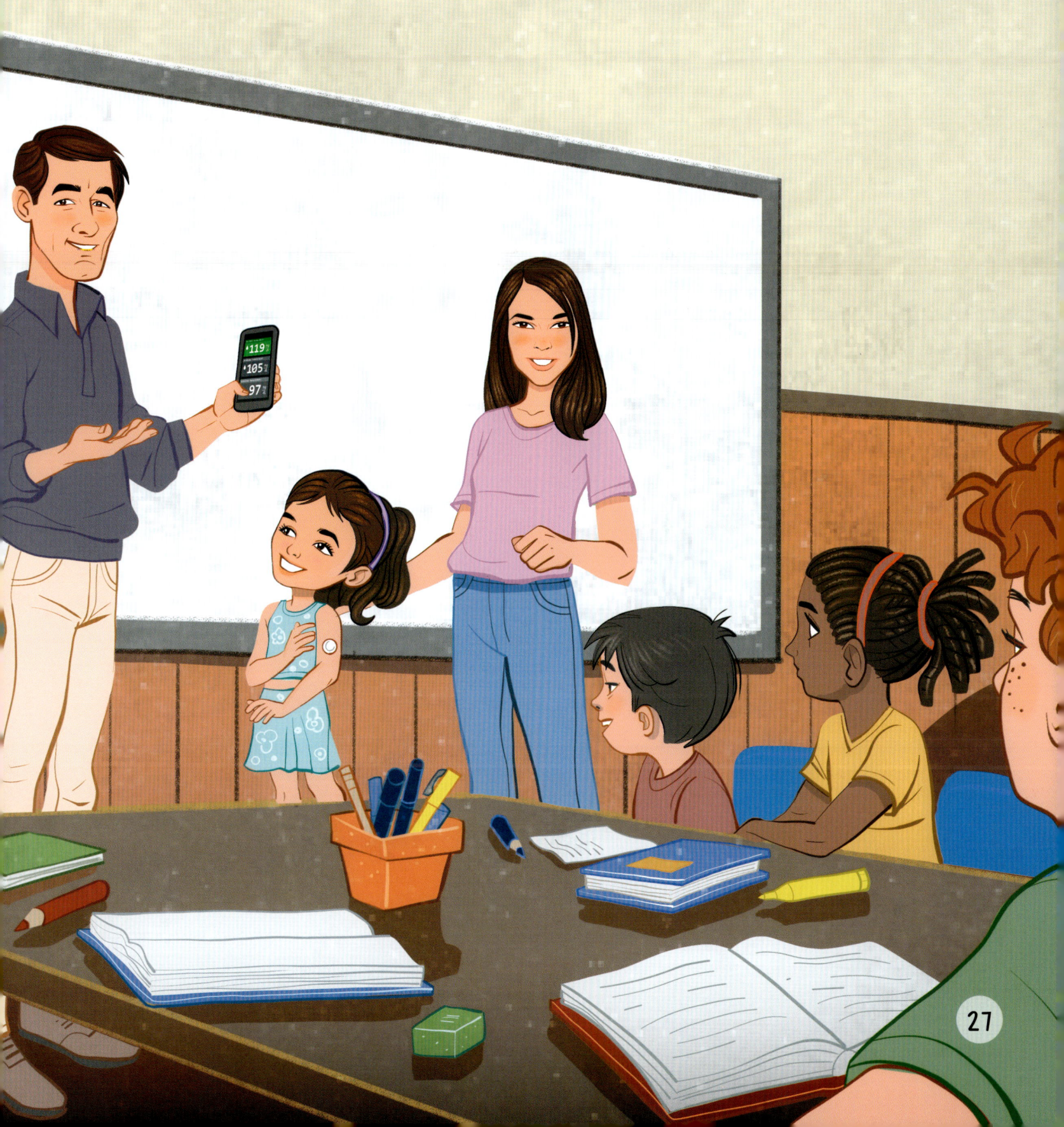

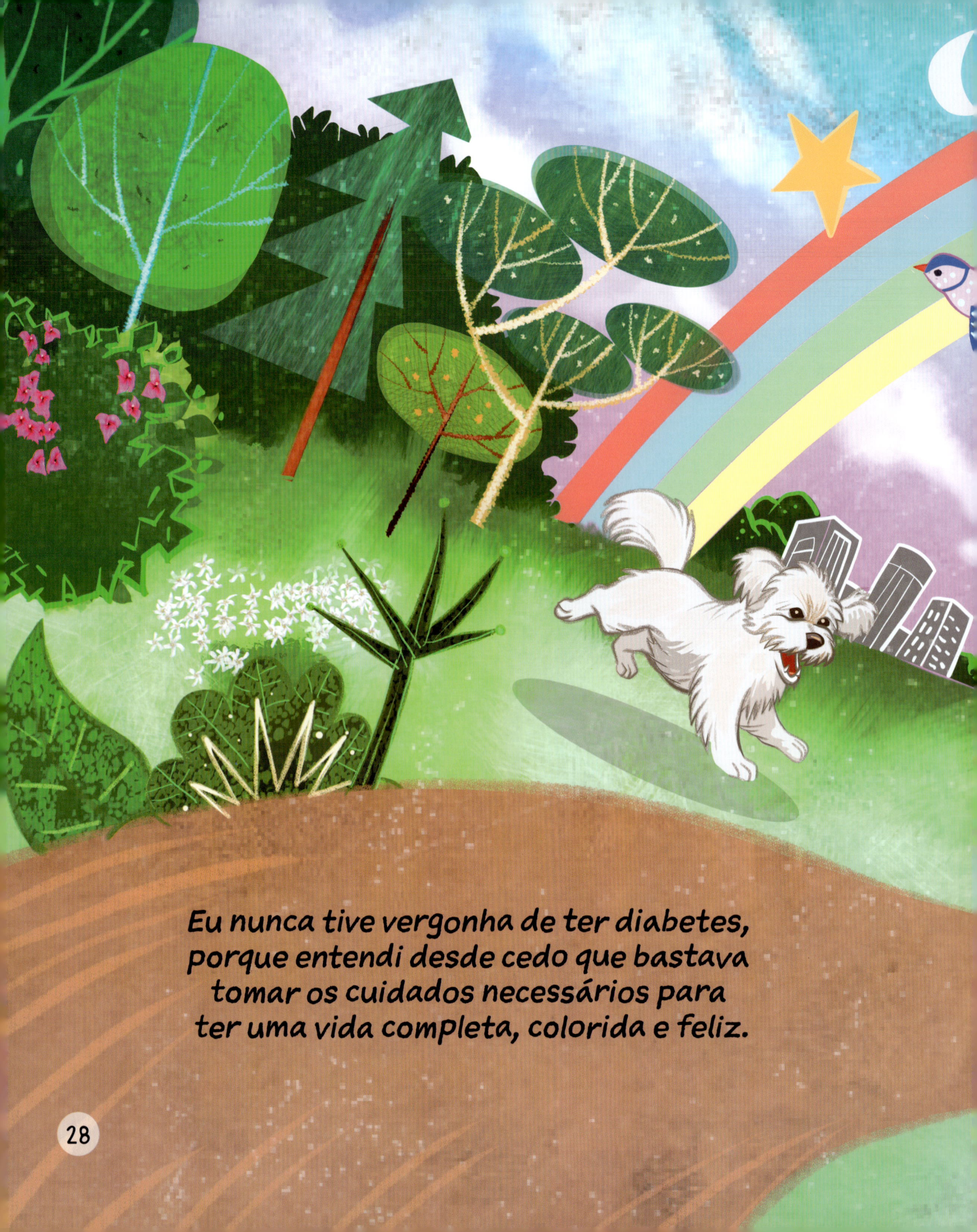

Eu nunca tive vergonha de ter diabetes, porque entendi desde cedo que bastava tomar os cuidados necessários para ter uma vida completa, colorida e feliz.

29

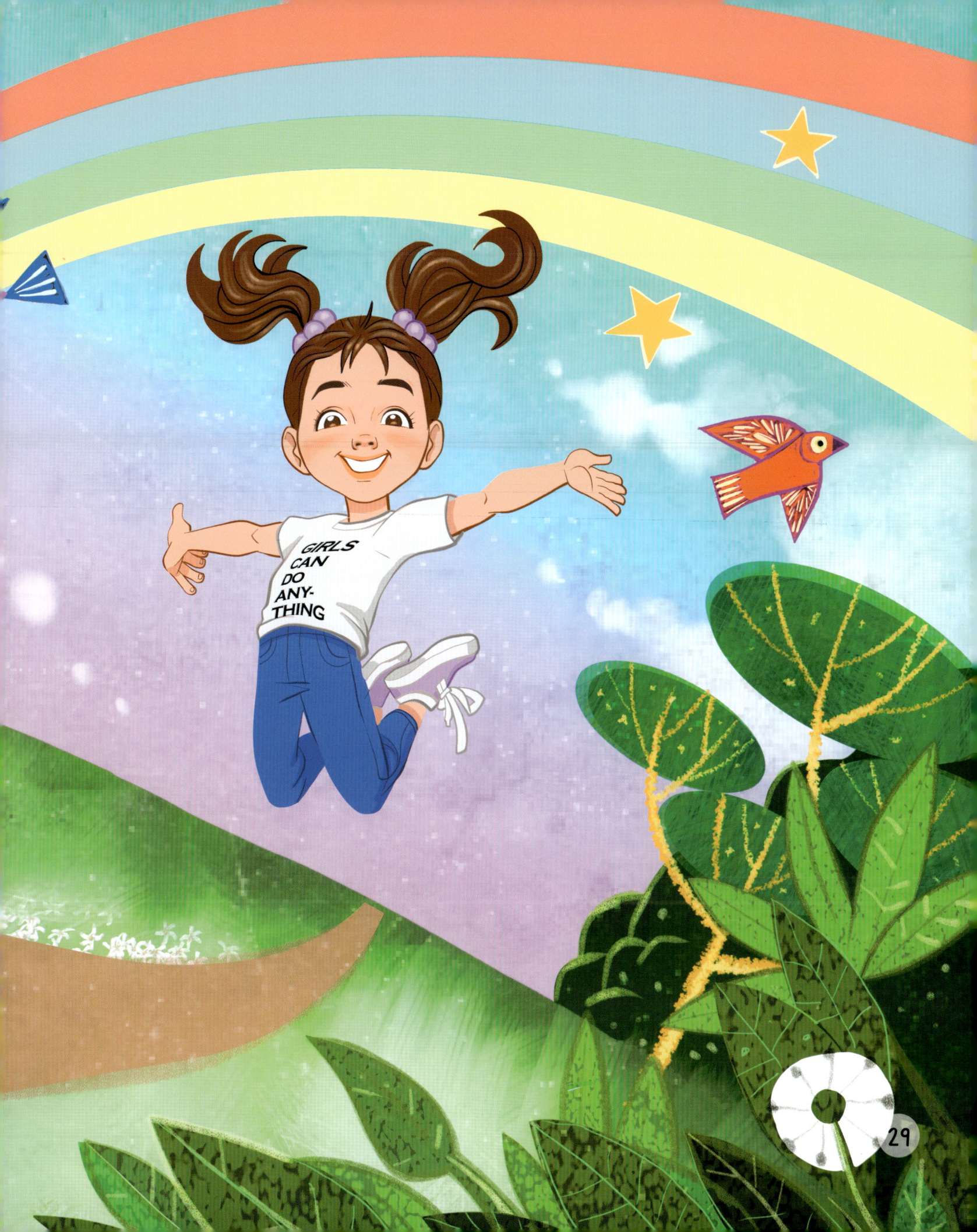

Se você também tem diabetes, não se assuste nem desanime.

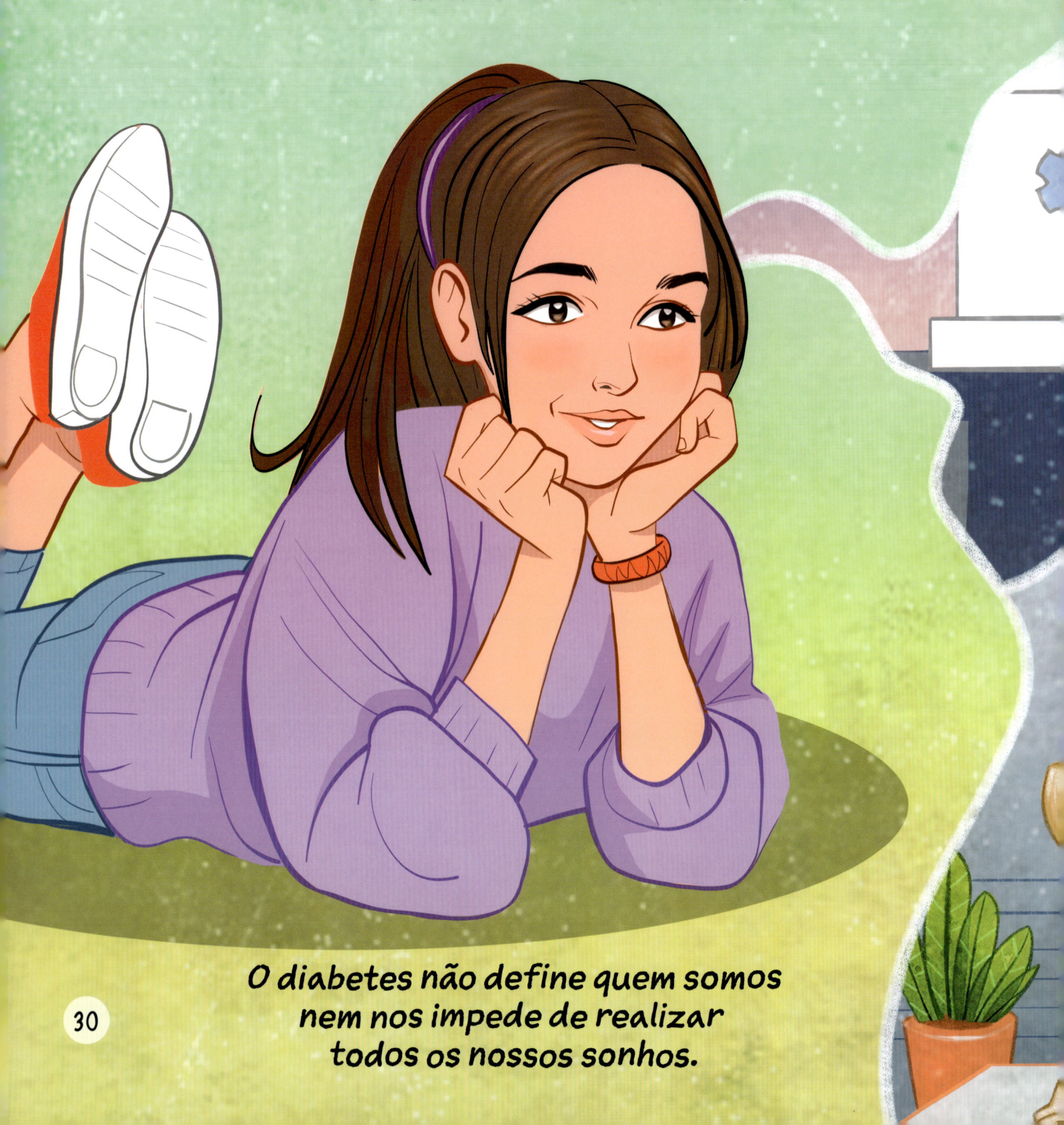

O diabetes não define quem somos nem nos impede de realizar todos os nossos sonhos.

31

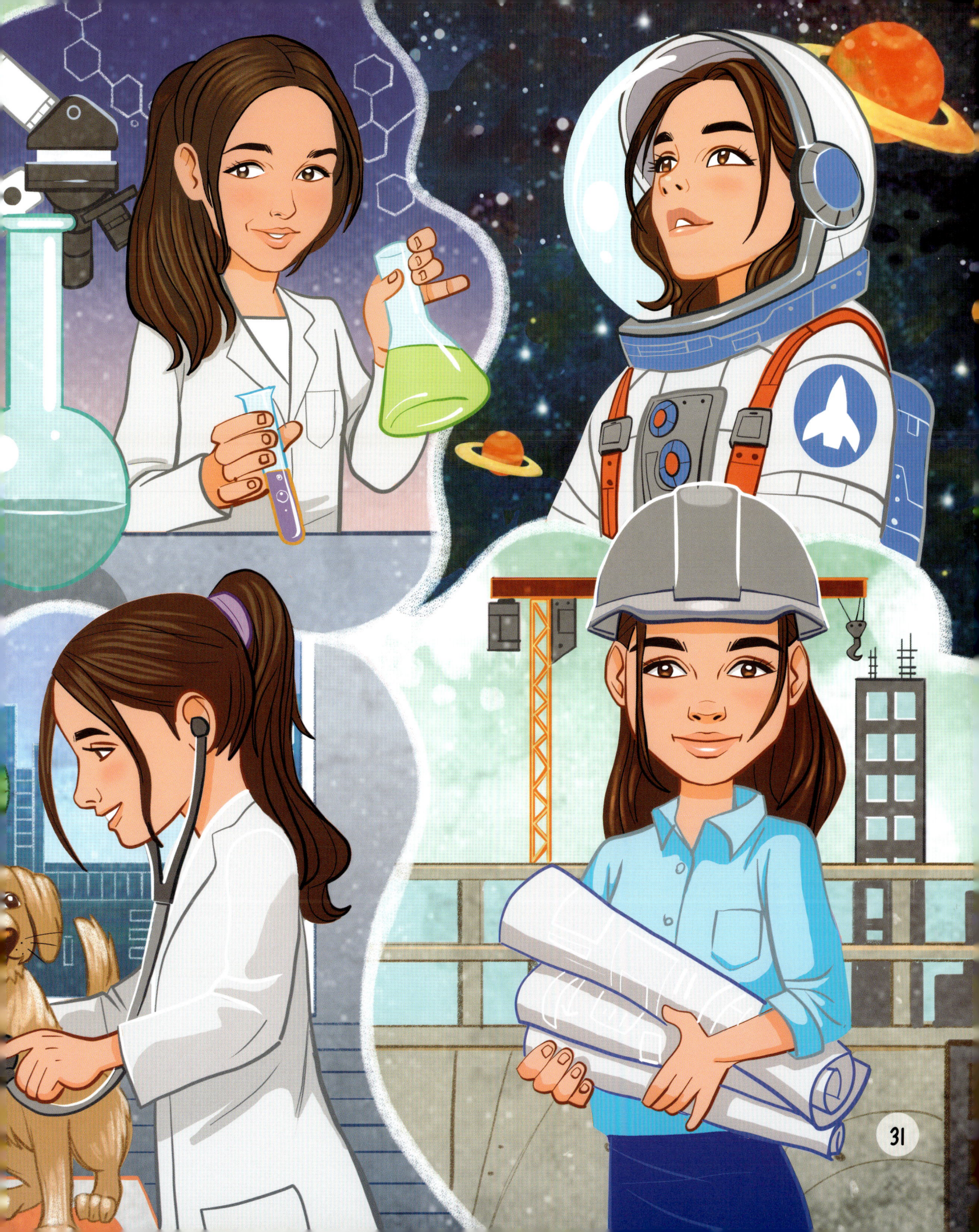

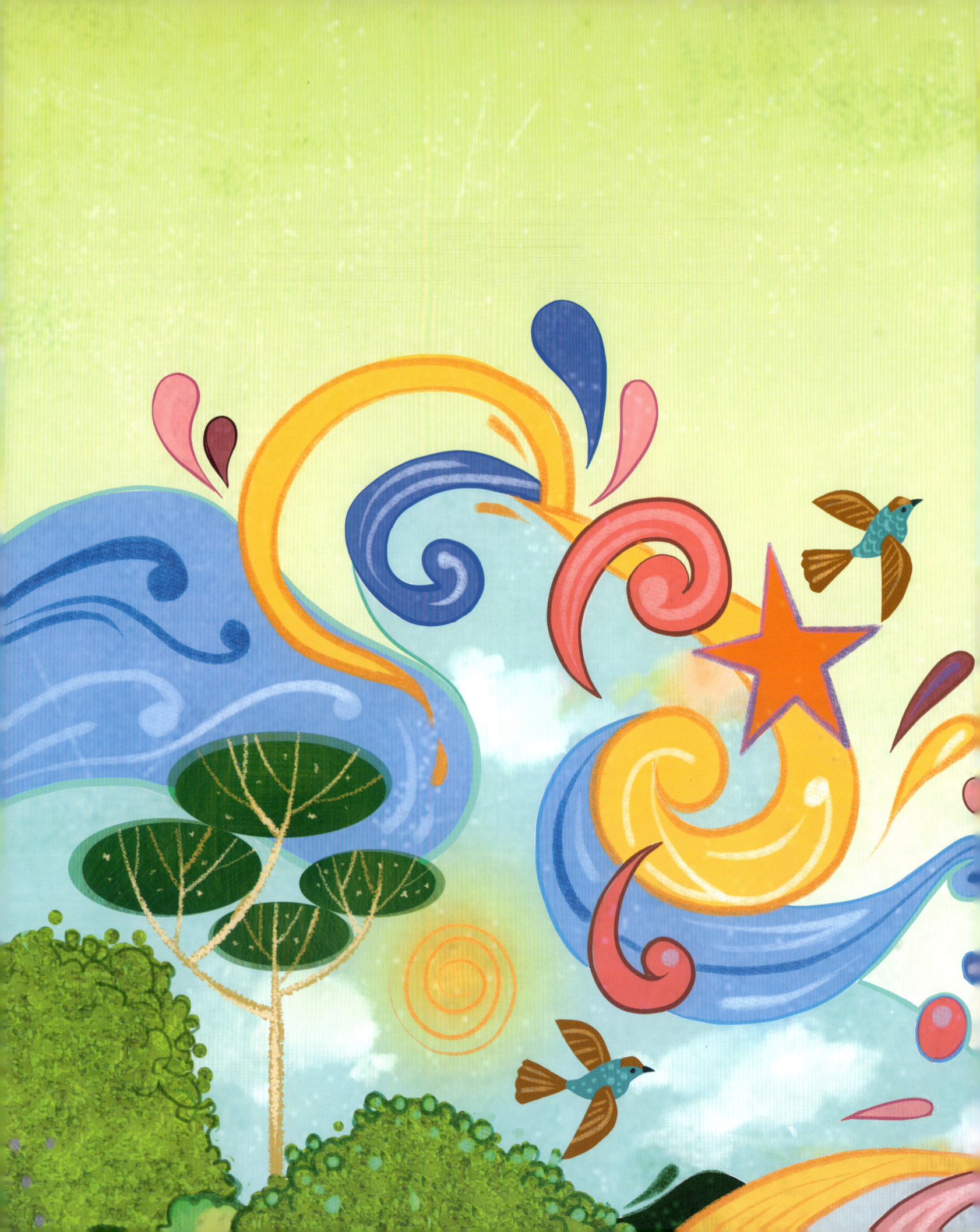